Dedicado à minha esposa,
Helga, com amor e gratidão,
por seu incansável apoio
e paciência.

Dr. med. Bodo Koehler

Cancer –
uma doença curável

2ª edição – 2024
Com sinceros agradecimentos pela revisão do Dr. Eduardo Almeida, Brasil

Verlag: BoD • Books on Demand GmbH, In de Tarpen 42, 22848
Norderstedt
Druck: Libri Plureos GmbH, Friedensallee 273, 22763 Hamburg

ISBN: 978-3-7534-2602-0

Prefácio

Ao longo de séculos, existiram vários mitos sobre o CÂNCER. Muitos livros e outros estudos foram publicados, alguns com promessas de cura. Apesar de todos os esforços, essa doença é ainda parte de nosso dia a dia, e a incidência é crescente.

É notável, entretanto, serem dois terços de todas as mortes ainda devidos à doença cardiovascular, enquanto o câncer responde somente por 30% restante. Todavia, o diagnóstico de "câncer" é imediatamente assustador e associado a sofrimento. Os derrames e os ataques cardíacos ocupam uma segunda posição.

De onde vem esta polarização? Formar opiniões é a tarefa da mídia. Somente más notícias podem ser bem comercializadas. Mas, há também fortes interesses econômicos. Não há em parte alguma o potencial de ganho financeiro como em relação ao câncer e ao temor, se comparado às drogas para ataques cardíacos e derrames. A quimioterapia, por exemplo, é agora padrão, embora somente uma pequena porcentagem dos afetados se beneficie da mesma. As drogas mais recentes contra o câncer geram ainda mais ganhos, mesmo diante de benefício duvidoso. Haveria então a possibilidade de algum dia a pesquisa do câncer atingir certo nível e ser essa doença derrotada?

Se houvesse realmente interesse na cura real do câncer, teria que ser realizada inicialmente uma revisão sistemática de todos os resultados de pesquisas dos últimos 150 anos. A diferença em relação ao trabalho científico da atualidade é marcante. Devido à falta de equipamentos de alta tecnologia, o trabalho foi extremamente meticuloso e preciso. O engano, na forma em que ocorre infelizmente cada vez mais hoje, teria sido notado imediatamente. No passado, houve personalidades notáveis que publicaram seus conhecimentos, mas estão em grande parte esquecidos, atualmente. Felizmente, as transcrições de seus trabalhos ainda são disponíveis.

Voltarei ao tema nos capítulos individuais. Esse livro, portanto, pode igualmente ser entendido como um julgamento póstumo desses pioneiros, pois foram capazes de estabelecer os fundamentos para um entendimento holístico dessa doença.

Foi também demonstrado, que o câncer é em grande medida um aumento do que se poderia chamar de "acúmulo de informações LIXO ", o que é também depósitos reais de materiais.

Mas, isso é apenas o sinal externo de uma atividade de desintoxicação insuficiente, em todos os níveis. E requer o fornecimento ininterrupto de CTIE (Complexos de Troca de Informações e Energia), uma combinação de elétrons e fótons solares (**bioplasma**). Isso tem muito a ver com uma nutrição saudável (sem poluição!) e proximidade com a natureza.

A ignorância de rituais como a Quaresma, as tentações de alimentos produzidos industrialmente, e a falta de exercício, deixam marcas profundas e exacerbam o problema. Mas a doença, mesmo o câncer, é também um reflexo das influências ambientais – por dentro e por fora. Experimentamos os pré-danos muito sutilmente através da tecnologia global de microondas, que foi desenvolvida como arma de combate e agora é usada principalmente para vigilância. A comunicação que ela permite é apenas um subproduto.

Uma vez que nosso próprio organismo se comunica nessa faixa de freqüência, é de se esperar a ocorrência de interferência considerável. O desenvolvimento de tumores cerebrais através de chamadas de telefonia móvel prolongadas, já foi cientificamente comprovado.

O desenvolvimento do câncer e a capacidade de desintoxicação são dois extremos de uma polaridade. Com a sobrecarga crescente do fígado e das suas funções de desintoxicação (por exemplo, o sistema da glutationa), os processos de regeneração do tecido podem descarrilar, e ficar fora de controle, o que é freqüentemente acompanhado por inflamações recorrentes e congestão linfática. Uma terapia de sucesso deve começar aqui - primeiro restaurar o fluxo de retorno da linfa.

Infelizmente, as descobertas da mecânica quântica recebem muito pouco espaço na pesquisa do câncer. Criamos nossa própria realidade através do foco de nossa atenção. O que tem significado para nós é fortalecido - mesmo no foco de uma doença. Se acrescentar o medo, o desenvolvimento natural é revertido. Em vez de regeneração, há um descarrilamento completo, que chamamos de câncer. Se não conseguirmos reverter esta tendência, só poderemos fornecer cuidados paliativos. Mas, cada paciente tem sua própria chance individual de interromper essa espiral interior!

Apesar dessa abordagem direcionada, o câncer ainda não pode ser considerado detido por ela. As múltiplas tensões na matriz não teriam surgido com um sistema nervoso intacto e monitorado pelo cérebro. Isso tem sido negligenciado, até agora.

A perda do controle do cérebro é uma chave importante. Se isso não for levado em consideração, é de se esperar progressão e recorrências.

O autor, na primavera de 2021.

Índice

Introdução

Em 1998, publiquei meu livro com 150 páginas, "Terapia Biológica Sinergística do Câncer " na EDITION CO'MED. Até hoje, não perdeu nenhuma de sua atualidade e ainda é altamente recomendado (ver anexo de literatura).

O livro atual segue a mesma linha de também reunir conhecimentos antigos, ainda não perdidos, com novas descobertas científicas, e revelar os sinergismos presentes.

Embora existam inúmeros tipos de câncer, e não existam duas doenças iguais, um fio comum pode ser claramente identificado – *o envenenamento do ambiente celular (mesênquima) quando o cérebro perde o controle sobre ele.* Isso prepara o terreno para parasitas, em sua maioria fungos, que causam danos adicionais ao produzir micotoxinas e, assim, permite que o processo ganhe vida própria. O tumor em si é apenas o local de despejo, não a causa.

O lixo pode ser matéria densa ou mental, ou ambas. Sua massa cada vez mais densa perturba os processos funcionais normais e, por fim, também garante que o feedback para o cérebro se interrompa, e ocorra a perda do controle cerebral em relação a determinada área. Na verdade, já deveria ter sido notado há muito tempo que os tumores se desenvolvem sem dor.

Então parece não haver volta a dar. Mas as aparências são enganosas: **o câncer é curável**, mesmo em estágios avançados.

As explicações a seguir mostram o caminho, passo a passo. Na verdade, muito já se conhece sobre essa doença, no entanto, o cavalo foi colocado atrás da carroça. A maioria das terapias se concentra no tumor. Mas ficamos surpresos quandoa doença continua mesmo após a sua remoção. O papel decisivo do ambiente celular ao redor e o controle pelo cérebro, tanto no desenvolvimento, quanto na terapia sustentável e bem-sucedida, ainda hoje é completamente subestimado. É aí que reside o erro. Essas observações são uma tentativa de aumentar a conscientização sobre isso.

1. As especificidades do câncer

Por que câncer? Apesar dos bilhões em pesquisas, não há ainda uma luz no fim do túnel. Há muitas razões para isso, o que me levou a reunir alguns pensamentos holísticos sobre um problema até agora não resolvido.

O câncer não é uma doença apenas humana. Os animais, e até as árvores, podem desenvolver câncer. Até hoje, não se verificou uma explicação real para o mecanismo pelo qual os tumores malignos se desenvolvem. Todavia, podemos presumir que a pesquisa desenvolvida por séculos para a cura do câncer não teve sucesso porque o estado atual do conhecimento científico *impediu* uma descoberta revolucionária!

Por outro lado, isso significa que o nível de conhecimento ainda é insuficiente. Pode-se dizer, justificadamente, que o conhecimento não é apenas desatualizado, mas que muitas abordagens estão completamente não representadas. Isso se aplica a todos os processos complexos do metabolismo celular e ao fornecimento de energia pelas mitocôndrias. Afirmo ainda, que os ditos "guardiões das teses científicas", os cientistas estabelecidos, impedem o progresso. As razões para isso são de fácil compreensão.

Os que esperam um salto quântico na ciência estão, infelizmente, esperando em vão, porque o sistema está muito apático para dar saltos. Para cada assunto, há teorias fixas que se espalham como um véu sobre a realidade. Isso impede transformações revolucionárias nas ciências, desde o início. Vale a pela, entretanto, examinar os dogmas da atualidade, precisamente por esta razão.

1.1. A Divisão Celular

Em primeiro lugar, vamos examinar o processo da divisão celular. Para que um tecido possa renovar-se constantemente e regenerar-se, as células, após certo tempo de vida, devem morrer. Utilizam, para tanto (de forma voluntária e autônoma!) o mecanismo da *apoptose,* a morte celular programada. Seus restos são consumidos pelos macrófagos.

O que é de pouco conhecimento é que as células vizinhas, que permanecem por trás do processo, não se dividem, posteriormente. Isto é completamente impossível, com uma célula complexa diferenciada! Sem nenhuma exceção, as novas células são construídas a partir das *células estaminais indiferenciadas.* Essas migram da membrana basal dos vasos sanguíneos para o tecido. São atraídas por reversão de polaridade eletrostática, do sistema de corrente contínua das bainhas nervosas (ver R. O. Becker, "Spark of Life").

Tese no. 1: As células adultas não se dividem. Toda nova célula do tecido surge a partir de uma célula tronco e se diferencia desde a sua base.

O acúmulo gradual de células ou tecidos altamente diferenciados é reminiscência do desenvolvimento embrionário, em que todos os estágios do desenvolvimento humano são também processados novamente (filogênese). Em sua diferenciação, elas têm igualmente que passar por cada fase desse processo anabólico, desde o início (ontogênese). Se ocorrerem erros, ocorrerá a apoptose.

A razão para esse curso regular, por fases da renovação do tecido, é óbvia: se uma célula demonstra qualquer alteração, ainda que pequena, isso seria replicado em todas as gerações subsequentes. Diante da possibilidade de grande quantidade de danos, ao longo do tempo, o organismo não seria mais viável.

Isso significa que a tese, atualmente defendida pela medicina convencional, relativa à primeira mutação de uma só célula, que poderia então ativar o câncer, não faz sentido. Ao mesmo tempo, torna-se claro que o desenvolvimento de um tumor deve ocorrer em nível inferior, na *célula estaminal.*

1.2. A Fermentação como um programa fisiológico

É frequente a defesa de que o câncer ocorre por falta de oxigênio nas células. Se assim o fosse, deveríamos ter maior incidência de células cancerosas em pessoas que praticam esforço físico intenso, mas isso não acontece! Ao contrário, o programa de emergência arcaico da fermentação é geneticamente suportado em cada célula. Ele é até mesmo conscientemente ativado durante a mitose, uma vez que, na ausência de oxigênio, não há qualquer formação de ROS (reactive oxigen spccics – radicais rcativos dc oxigênio), o quc podcria scr perigoso para o DNA, após sua desespiralização. Portanto, as células que estão fermentando não se transformam em células de câncer. A tese de Otto Warburg é refutada aqui. Nem toda fermentação é igual a câncer!

Tese no. 2: O programa de fermentação de emergência (glicólise anaeróbica) é geneticamente programado e não representa a transição da célula saudável para a malignidade.

A diferença específica entre as células cancerosas e as células saudáveis consiste exclusivamente no fato de que a célula saudável pode ter uma mão dupla entre a fermentação e a produção de energia aeróbica, mas a célula do câncer não pode mais fazê-lo. É *incapaz de proceder a regulação.* As mitocôndrias são desativadas no câncer, e assim permanecerão. Essa é a forma como pode ser definida uma célula cancerosa. Para haver apoptose é necessária que a função mitocondrial esteja normal.

13

O que foi declarado acima para a renovação de células do tecido, se aplica igualmente ao câncer. As células cancerosas adultas não podem mais se dividir. Assim como células normais, toda célula cancerosa é feita a partir de células estaminais. Somente uma *célula menos diferenciada* pode ainda dividir-se. É por isto que os cânceres são tão agressivos.

Quanto mais a diferenciação progride, mais erros ocorrem na divisão, o que pode ser observado muito bem ao microscópio. Aparecem aqui as formações de células polimórficas, igualmente multinucleadas (sincício). Nesse estágio, a malignidade já existe, porque o índice de divisão está claramente declinando e aproximando-se de zero, porque essa célula tão patologicamente alterada passa por um processo de autolimitação, com sua divisão. Pode-se deduzir, a partir disso:

Tese no. 3: Quanto mais claramente se diferenciam as características de uma célula de tumor (polimorfismo, sincício, diferenças na cor, etc.), mais agressivo (torna-se) o tumor.

As *células cancerosas altamente perigosas* são *células estaminais* que já tenham se tornado cancerosas (ver definição acima), que deixam o tecido original muito precocemente e podem espalhar-se em disseminação pelo organismo. Elas são até mesmo detectáveis na medula óssea (por biópsia), o que pode ser demonstrado usando-se o exemplo do câncer de mama. São a causa das recorrências, porque mantiveram sua capacidade total de dividir-se e estão aguardando apenas condições ambientais favoráveis. Evadem-se por completo nos procedimentos de imagem.

1.3. Estratégia metabólica

Nesse ponto, emerge uma primeira abordagem terapêutica: a divisão celular é um processo catabólico promovido pelo cortisol e pela tiroxina. No entanto, apenas as *células estaminais* primitivas ou as células mal diferenciadas podem dividir-se.

O processo *anabólico de diferenciação* deve, portanto, ser apoiado tanto profiláctica como curativamente, e todos os obstáculos devem ser evitados. A HGH (hormônio do crescimento) é o principal responsável pelo lado anabólico do metabolismo celular. Não pode ser secretado, por exemplo, em casos de stress psicológico permanente (ansiedade!), abuso de carboidratos e desregulação dos hormônios catabólicos cortisol e tiroxina, que também são necessários para o metabolismo celular além do HGH (ver Fig. 1, o centro da vida, página seguinte).

Tese no. 4: O processo catabólico de uma divisão celular é interrompido pelo aumento de atividade anabólica (diferenciação).

1.3.1. Consumo de oxigénio

No entanto, os processos de crescimento estão associados ao aumento do consumo de oxigénio. Para que um número suficiente chegue ao tecido, é necessária uma sucção de O_2, que é desencadeada pela *auto-oxidação* (auto-queimadura) de certas substâncias. Os ácidos graxos insaturados são particularmente capazes disso, mas também certos aminoácidos, como a cisteína.

Um pré-requisito para processos anabólicos, que incluem não só a maturação completa das células estaminais jovens, mas também o processo de inflamação e cura, é, portanto, uma quantidade suficiente de ácidos graxos ómega (doadores de eletrons), idealmente em combinação com grupos de sulfidril (hidrogénio sulfúrico das proteínas). Isso é oferecido na *dieta de proteínas e óleo* de acordo com Johanna Budwig.

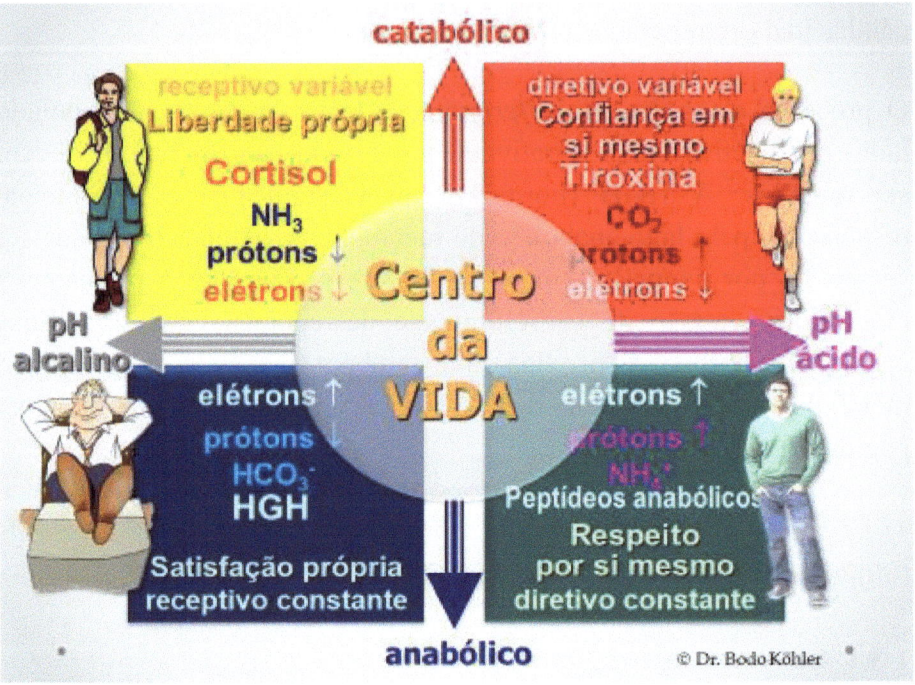

Fig.1: Controle bipolar do metabolismo celular e das bases ácidas

Pontes de hidrogénio (ligações mesoméricas) se formam entre os grupos SH das proteínas e dos óleos insaturados, sobre os quais os elétrons livres (os chamados π-elétrons) formam um gás de eletrôns em grande quantidade. Isso cria um efeito de campo (através da ressonância com o sol), que também afeta os fotons solares. Essas são boas condições de ressonância para a luz vermelha, que é absorvida pelas células e as carrega.

Essas leis de auto-oxidação regem o **consumo e utilização de oxigénio**, ou seja, a respiração interna nas mitocôndrias. Correlaciona-se com o anabolismo (crescimento) – independente da pressão parcial de oxigénio! Isso é notável e explica o porquê uma pessoa com problemas respiratórios não obtém qualquer alívio com a administração de oxigénio (como é rotina hoje em dia) – pelo contrário! A situação pode mesmo piorar (de acordo com a investigação do Prof. Dr. von Helmholtz), o que é visto regularmente em unidades de cuidados intensivos mas não é compreendido. Apenas uma colher de chá de um bom óleo de linhaça melhora o estado em poucos minutos. Devemos todas estas experiências positivas à investigadora de gorduras Dra. Johanna Budwig. Nesse momento, podemos nos perguntar o porquê desses conhecimentos básicos não serem parte do currículo.

Ela escreveu no seu livro "Menschsein" (Ser humano) literalmente:

"Todas as membranas são construídas a partir da parceria entre os sistemas eletrônicos facilmente móveis (construídos a partir da energia solar com os seus campos electromagnéticos) e os representantes da matéria sólida, os grupos enxofre-hidrogénio das proteínas".

E ainda mais:

"Esse caso de amor entre os elétrons dos ácidos graxos altamente insaturados e as estruturas de hidrogénio-enxofre controla a flexibilidade da membrana celular e todo o metabolismo nos seres humanos".

No câncer, há pouca ou nenhuma utilização de oxigénio. Os processos de crescimento controlados pela luz e pela vida falham. π-elétrons e os complexos de troca de informações e energia (CTIE) formados com os fótons são os **fatores anti-entropia** da vida. Criam ordem e estrutura e são responsáveis por toda a absorção de luz no espectro visível (todas as cores).

Essas ligações mencionadas são pré-requisitos absolutos e indispensáveis para a vida!

Se os óleos Ω, ou os grupos SH, ou a luz solar estiverem em falta – a VIDA é permanentemente perturbada, ou mesmo terminada num curto espaço de tempo.

Seria bom se pudéssemos assumir que todas as pessoas, e naturalmente os terapeutas, tivessem sido esclarecidos sobre essas condições de vida, durante décadas, e ajustariam a sua dieta em conformidade, visando uma relação equilibrada entre os óleos ómega e as proteínas, combinados com bastante exercício ao ar livre. Infelizmente, não é de esperar que a indústria alimentar forneça de forma abrangente os alimentos necessários para tal. O oposto é exatamente o caso!

A questão chave para a solução do problema do desenvolvimento tumoral (tumorigênese), portanto, envolve as *células estaminais.* Surge a questão: o que faz com que uma *célula estaminal* virgem, completamente inocente, *não* obedeça a seu código genético e não se diferencie em células tissulares normais ou, por outro lado, *não* entre em apoptose, se ocorrer um erro de programação?

Veremos adiante que os *déficits de informação devidos a isolamento* exercem um papel essencial no desenvolvimento indesejável. Naturalmente, as toxinas ambientais (foi provado que a dioxina, as neurotoxinas, causam câncer), a geopatia e a radiação técnica (aqui há, também, relações causais) podem ser indicadas como participantes. Tudo isso pode levar a erros de programação – mas porque não há apoptose? Podem surgir frequentemente problemas com a estrutura celular. Algumas vezes, a poluição ambiental extremamente elevada (smog elétrico) é a responsável. Ou isso é corrigido ou a célula dará o seu adeus. Porque isso ocorre com frequência cada vez maior (com o aumento da idade) a um ponto em que a linha de progressão da apoptose não pode mais ser aumentada?

1.3.2. Impacto das gorduras trans

As gorduras hidrogenadas (por exemplo, a margarina) e os óleos em conserva (polimerizados por vapor) ainda são oferecidos e anunciados como "saudáveis".

As gorduras trans destroem essas estruturas vivas sensíveis e preparam o caminho para doenças graves. Podem até ser detectadas na massa tumoral!

Para reconhecer as gorduras trans nos produtos acabados, é necessário olhar atentamente. São declarados discretamente como "emulsionantes" ou rotulados como E 471, 472 ou 475. Além disso, gorduras de alto teor de calor (fritadeiras!) produzem a toxina Alzheimer 4-hidroxinonenal (HNE), que, como o nome sugere, promove a demência.

Contudo, deve ser feita uma distinção rigorosa entre as gorduras trans produzidas artificialmente e as formas naturais que são produzidas no estômago da vaca durante a ruminação. Entre esses estão a manteiga e o colostro, mas também estão também presentes no borrego.

Isso já revela uma solução para o problema da formação de tumores, uma vez que se trata principalmente das *células estaminais*. Coloca-se a questão: O que impede uma célula estaminal virgem, completamente imaculada, de obedecer ao seu código genético e de se diferenciar numa célula de tecido normal ou, por outro lado, de entrar em apoptose quando ocorre um erro de programa? Ambos estão diretamente relacionados com a base da vida destruída acima mencionada!

Mais tarde veremos que os *défices de informação devido ao isolamento* também desempenham um papel essencial no mau desenvolvimento. É claro que as toxinas ambientais (dioxina – a neurotoxina foi comprovadamente causa de câncer), geopatia e radiação técnica (também aqui existem ligações causais) podem ser trazidas para o campo. Tudo isso pode levar a erros de programa – mas a apoptose não pode ter lugar se as bases da vida acima mencionadas faltarem ou tiverem sido destruídas pelo consumo de gorduras trans.

A questão é essa! Os problemas podem ocorrer constantemente durante a construção celular, simplesmente devido à poluição ambiental, por vezes extremamente elevada (e-smog). Ou isso é reparado, ou a célula diz adeus. Isso acontece cada vez mais frequentemente (com o aumento da idade), em que a apoptose já não pode ser mais usada como uma dinâmica de controle da vida. Isso mostra como é crucial a interação sensível dos óleos, proteínas e sol para a saúde e o bem-estar.

1.4. As células estaminais e o seu ambiente

As células tronco são gelatinosas, esponjosas, aquosas. São todas iguais. Podem ser transplantadas para um tecido estranho, e ainda assim elas se desenvolvem de modo a poder adaptar-se ao tecido respectivo. Tão logo tenham migrado para um determinado órgão e percebido (!) seu novo ambiente, crescem como células tissulares específicas. Se forem transplantadas posteriormente, entretanto, permanecem fiéis à sua origem.. O que regula isto? O que determina qual parte do DNA deve ser retida em qual tecido?

Tese no. 5: O desenvolvimento maligno não se inicia a partir da célula, e sim é determinado pelo ambiente circundante.

É sabido há longo tempo que enorme quantidade de informações são necessárias para os processos dinâmicos da vida, e que tais informações jamais poderiam ser armazenadas no DNA. Cerca de até 100.000 reações químicas ocorrem em uma célula a cada segundo, (em *todo o organismo*, corresponde a 10^{18} por segundo). Isso demanda uma densidade extremamente elevada de informações em todas as células, e *ao mesmo tempo.* Nenhuma célula pode atuar simplesmente à frente de si própria sem sincronização com todas as demais células.

1.5. Realidade quântica
Há dois termos importantes na sentença acima: *simultaneamente* e *organismo total.* Se as informações podem ser acessadas em todas as partes ao mesmo tempo, isso pressupõe um estado quântico que possibilita a *coerência coletiva.* Em resumo, isso significa simultaneidade universal ou, em outras palavras, a não-localidade atemporal.

Essa *realidade quântica* que pode ser encontrada em toda parte, aplica-se também aos sistemas vivos, uma vez que não apenas a forma e estrutura têm que ser mantidas aqui, mas também os próprios processos de vida dinâmicos. O DNA pode ser entendido como o piano em que a alma toca, de acordo com as notas do espírito. Os erros no sistema podem naturalmente ser também devidos a um piano defeituoso. Como norma, entretanto, é o "pianista" o responsável. Isso se deve à falta de ´união´ da alma com o espaço quântico espiritual.

Os pesquisadores quânticos postulam que a maior parte do DNA (o assim chamado DNA lixo), como todas as células tronco estão em estado quântico e, dessa forma, têm acesso a todas as informações necessárias da vida. Se você perde esse contato, perderá informações básicas importantes. Essas podem ser etapas de desenvolvimento individual até a diferenciação, mas se aplica também à etapa da apoptose. Isso abre a porta para a degeneração celular, e é exatamente o que faz a diferença entre o câncer e o não-câncer.

Todavia, com esses dados o problema está longe de ser resolvido. A segunda abordagem para profilaxia e terapia é logicamente o reacoplamento com o espaço quântico (a fusão com a mente), ou a precaução de que não haja mais distúrbios do estado quântico no primeiro local. Mas, como istso é realizado?

1.5.1. Blocos de construção básicos
Mais uma vez, os eletrons entram em jogo. Queremos prestar especial atenção a esses pequenos componentes da matéria.
O cientista francês, Professor de Física, J. E. Charon, causou uma sensação nos anos 80 com as suas observações sobre os eletrons imortais. O físico Michael Koenig retomou o assunto no seu livro "A Palavra Primordial – A Física de Deus " (ver bibliografia). Vale a pena analisar isso mais a fundo.

Os blocos básicos de construção do universo são os neutrinos – pequenas "formas de ser" sem massa que voam pelo espaço a diferentes velocidades (inclusive mais rápido que a luz) e penetram toda a matéria.

Dois neutrinos (fúmions com spin meio-inteiro) rodando um ao redor do outro formam um fóton, uma partícula de luz (bóson com spin inteiro). Dois fotons, por sua vez, se combinam em condições de ressonância adequadas (luz solar!) para formar um eletron. No entanto, isso não resulta num conjunto de peças diferentes, mas sim numa estrutura altamente ordenada. Isso corresponde a um toro.

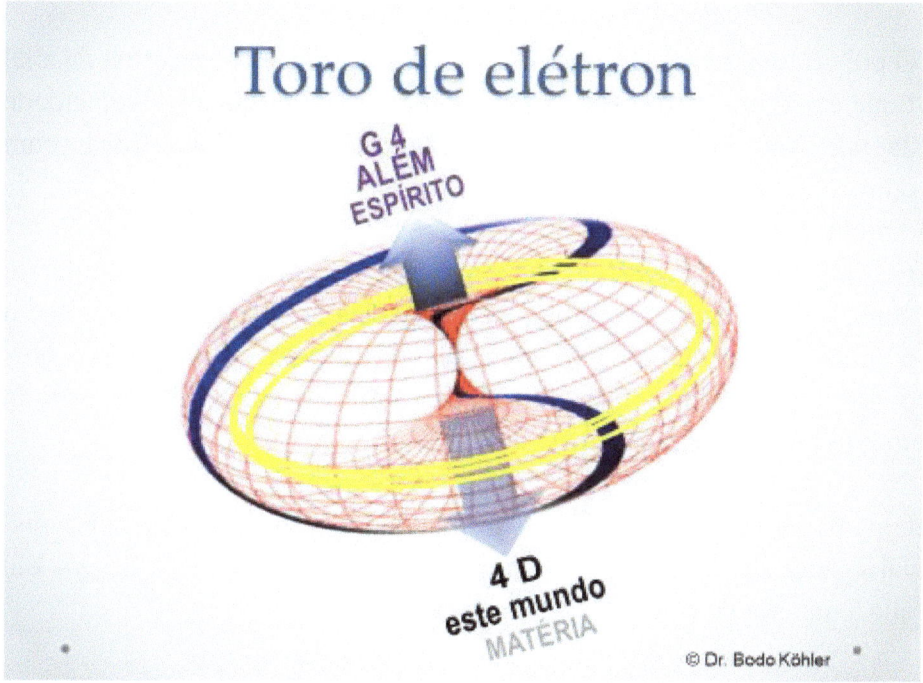

Fig.2: Os elétrons carregados com fótons são microscopicamente pequenos buracos negros (ou brancos). São portais dimensionais entre o espaço-tempo interior e exterior e assim estabelecem a ligação entre esse mundo e o futuro. (G 4 significa hiperespaço de acordo com Burkhard Heim).

Esses buracos negros ou brancos são formados por efeitos de curvatura do espaço pela alta densidade de energia dos fótons. A diferença entre o negro e o branco é que os buracos negros engolem a matéria irreversivelmente, enquanto os buracos brancos a transforma e a cospe novamente, depois de passar pelo funil interior. A matéria é assim formada numa direção e se dissolve de volta à sua origem espiritual na outra ($E = m \times c^2$).

O pré-requisito para tal, porém, é que esse corpo oco em forma de anel fique carregado com cada vez mais fótons que circulam à velocidade da luz. Mas podem também deixá-lo novamente para trocar com outros fótons e transferir informações (interação). Isso aumenta ou diminui o nível de energia do elétron.

Em linguagem simples significa que quanto mais fótons acumularem numa associação amorosa nos elétrons, mais fácil é fazer contato com o mundo espiritual do além através dessa porta dimensional, pois ocorre um aumento da coerência. Isso também pode ser conseguido através da concentração em oração.

Um mundo paralelo a este é formado por **pósitrons** (anti-elétrons) carregados de anti-fótons. Essa antimatéria forma buracos negros em que a matéria desaparece.

Os fótons são normalmente dirigidos para o futuro; os anti-fótons para o passado e, portanto, têm um efeito destrutivo.

O campo electromagnético do sol (eficaz em elétrons) é responsável pela formação das estruturas, ou seja, um pré-requisito para a auto-oxidação e formação de células (seta apontada para baixo na Fig. 2).

A troca de elétrons nas membranas é guiada por campos magnéticos, como no caso dos semicondutores. Devido à carga negativa, os elétrons se repelem mutuamente, mas não quando o conteúdo de informação dos fótons armazenados é diferente. Isso os torna atraentes. Só depois de trocarem as suas informações, e chegarem no mesmo nível de conhecimento, é que os elétrons se repelem uns aos outros novamente.

Portanto, já estamos a lidar com processos de consciência a esse nível. O físico quântico Prof. David Bohm coloca-o desta forma: "O elétron observa o ambiente na medida em que reage a um significado no seu ambiente. Atua da mesma forma que as pessoas".

Os elétrons criam uma *pressão de ordem* e assim asseguram um tecido de alta qualidade. No entanto, isso é permanentemente perturbado pela radiação técnica, em particular a telefonia celular.

1.5.2. Fatores anti-entropia
Os fótons são coligados com informações da sua experiência de vida anterior. Isso os torna inteligentes. Possuem, portanto, o conhecimento do passado. Quanto mais isso remonta à evolução anterior da humanidade e mais antigos forem, mais consciência é armazenada. Isso os leva a ser chamados de *elétrons de essência.*
Podem transferir a sua experiência a longo prazo para outros elétrons por ressonância. É dessa forma que o conhecimento é sempre transmitido. Esse é um ato de amor, que pode também continuar noutras pessoas, criando uma ligação profunda. Isso explica porque os casais podem assemelhar-se cada vez mais um com outro, quanto mais tempo estiverem ligados no amor.

Esses complexos elementares de elétrons-fótons podem ser entendidos como as menores unidades da consciência.

São também chamados CTIE (**C**omplexos de **T**roca de **I**nformações e **E**nergia), porque são responsáveis pelo controle de todos os processos metabólicos. Eles formam a base científica para o bioplasma, a "energia vital" (frequentemente ridicularizada) ou o Chi.

Um forte campo electromagnético mantém esses complexos de elétrons num estado de excitação. Esse é um dos efeitos positivos do sol, e que não pode ser substituído por nenhuma cápsula de "vitamina" D.

Mas não só os padrões harmónicos são armazenados. Todas as lesões também encontram aqui a sua expressão. Através da troca de fótons, muito pode ser automaticamente neutralizado através da sobreposição de experiências positivas. Dessa forma, o destino pode ser transformado.

1.5.3. Campos de interferência (cf. Capítulo 3.4.4. página 76)
No entanto, se as atribulações da vida foram muito fortes, e permanecerem não processadas, ou seja, se superarem de longe os pontos positivos, pode haver o perigo de repressão. Para esse fim, o ser humano constrói inconscientemente um campo eletromagnético em forma de anel para encapsular essa área.
Assim como uma parede de histiócitos é erguida ao redor de uma inflamação no tecido, e mecanismos similares são construidos no nível da informação. Isso não só prejudica o fluxo de energia, mas também leva a um subabastecimento de bioplasma, com a consequente falta de luz, ao "escurecimento" nesse tecido.

É possível que muitas pessoas tenham tido a experiência de uma *morte violenta* em vidas anteriores. A ansiedade associada à essa vivência pode ser tão intensa que se torna uma das experiências mais intensamente reprimidas. Uma grande armada de elétrons de essência está empenhada unicamente em suprimir (blindar) tais eventos. Isso enfraquece muito a vitalidade e pode ser a fonte de medos aparentemente inexplicáveis e profundos.

Falsas crenças dogmáticas, especialmente em assuntos religiosos, também podem unir uma grande quantidade de bioplasma, que depois se mostra como um campo de interferência. Isso também pode afetar os ateus convictos.

Em locais com bioplasma reduzido, pode ocorrer "mossas" na aura, que podem ser utilizadas no diagnóstico e na terapêutica, por exemplo, com a terapia de equalização (Equalizer EQ 103).

Se essas áreas permanecerem não processadas (como "esqueletos no armário"), como podemos ver na Fig. 2, a informação espiritual não pode levar a uma estrutura ordenada. Ao passar através do anel de fótons do elétron, a informação primordial é alterada negativamente pelos fótons contaminados em órbita, o que pode produzir formas não naturais.

Se seguirmos essa abordagem de forma retospectiva, ela se torna ainda mais clara: a massa tumoral em formação sofre com a perda de ordem e de informação. Portanto, ao passar pelo anel de elétrons, ocorre uma distorção pela transmissão de informações negativas dos fótons que circundam o anel. Como os campos de distorções são inúmeros nessa área encapsulada (campo de interferência), isso fornece uma explicação conclusiva para o desenvolvimento dos tumores que, desse modo, é concebido como a imagem material do psicotrauma armazenado.

Por essa razão, o tratamento do campo de interferência é muito mais abrangente do que a simples eliminação da inflamação crônica. Deve-se atuar na interface entre a psique e a forma material, pois aí está a base para possíveis disfunções e, portanto, doenças – até o câncer, inclusive!

A estrutura do tecido é construída por elétrons, onde a forma é dada pelas informações de vida armazenadas (experiência!) nos fótons que neles circulam.

O surpreendente, no entanto, é que essas áreas podem ser liberadas da carga psicológica de lembrar e voltar a se envolver com a questão da lesão. Falar sobre isso com uma pessoa conhecida é automaticamente acompanhado por uma troca de elétrons, a transmissão inconsciente da experiência. Muitas vezes, isso é acompanhado por um profundo suspiro de alívio.

Ao ouvir bem, uma pessoa pode curar outra pessoa de forma completamente inconsciente.

1.5.4. Medos primordiais

O *medo da mudança* desempenha um papel dominante, pois o limiar da consciência desperta, e o subconsciente é controlado pelo medo! Essa é uma questão importante para os pacientes com câncer.

O centro do medo é conhecido da neurociência. Ele está localizado na amígdala cerebral, que forma a ponta anterior do sistema límbico em ambos os lados. Isso é significativo, pois fornece um substrato material para simetria em ação controlada. O hemisfério direito do cérebro (emocional) deve estar em equilíbrio com o hemisfério esquerdo (racional). Se há uma assimetria, ou seja, uma preponderância de pensamentos geradores de medo, uma determinada ação se torna estressante, e pode levar até mesmo ao pânico, com grande aumento do consumo de energia, e consequentemente a um descarrilamento catabólico.

Isso não só leva a um aumento do consumo de bioplasma, mas também coloca uma tensão nos rins (quadrante azul Fig. 1), que são responsáveis pela confiança primordial e de acalmar o sistema. A alta pressão arterial é, portanto, um sintoma indicador que não deve ser simplesmente suprimido com medicamentos.

Não podemos deixar de mencionar o novo padrão de telefonia móvel 5G. Devido ao seu curto comprimento de onda, ela ressoa diretamente com a amígdala cerebral, que possui apenas alguns milímetros de tamanho, e pode desencadear medos inconscientes. Sob o medo, decisões erradas são tomadas, o que abre a porta e facilita qualquer tipo de manipulação.

Estamos agora muito próximos de resolver o problema do câncer. Assim, se reunirmos a coragem e (re)confrontarmos as antigas questões reprimidas, especialmente aquelas associadas ao medo da morte, o bioplasma pode fluir novamente e os "amassados" da aura podem ser sanados.

E quanto às gorduras trans depositadas? Com o enriquecimento do bioplasma, a desintoxicação intensiva pode ser feita novamente e os depósitos removidos.

Isso soa bem, mas só é adequado para a profilaxia!
A diferença para os pacientes que já têm câncer é significativa. Quanto mais tempo durar a dupla carga, através de depósitos na matriz por um lado e o campo de interferência com falta de bioplasma por outro, mais rápido o sistema nervoso nessa área se degenera, resultando em uma perda do controle pelo cérebro. Assim, o curso

posterior dos eventos é irrevogavelmente fixado (determinado). Agora, o processo atingiu o grau total de autonomia, que não pode mais ser revertido por si só.

Em minhas décadas de prática médica, me pergunto repetidamente com certo desespero o porquê, mesmo após uma terapia intensiva e uma mudança em todos os fatores estressantes no estilo de vida, e o retorno a novas tarefas e à alegria de viver, em alguns casos o tumor retorna, não raro pior do que no início.

Aqui está a resposta clara. As demandas mentais são transmitidas ao tecido através do sistema nervoso e hormonal, e a partir daí o feedback é dado ao cérebro. Esse é especialmente o caso das inflamações. Todos os processos de cura são controlados e monitorados a partir do cérebro.

No entanto, se houver um grande pré-dano no local por depósitos, por perda de bioplasma com deficiência na absorção e utilização de oxigênio, por perda de informação e formação de um "nódulo" de tecido, além da expressão de estress psicoemocional do tumor, nenhuma terapia ou outra medida será suficiente se não for possível sanear as condições acima mencionadas para a vida no tecido.

Por essa razão, muitas possibilidades diferentes nesse caminho terapêutico serão discutidas em capítulos posteriores, pois o tratamento só pode ser elaborado de forma inteiramente individual para que o sucesso desejado possa ser alcançado.

O que não for necessário será desmontado. Isso é uma lei, e se aplica não apenas aos músculos e ossos (por exemplo, após uma fratura), mas a todos os órgãos, especialmente ao sistema nervoso. As áreas fechadas como os campos de interferência, também fazem parte dela. Para piorar a situação, muitos vírus neurotóxicos estão a caminho e aceleram a degradação ou até mesmo a promove diretamente. Entre eles estão os vírus da varicela, por exemplo, que pode voltar a aparecer na velhice como herpes zoster (herpes-zoster).

Infelizmente, as vacinas também podem ter esse efeito se forem administradas a um sistema imunológico enfraquecido ou imaturo (bebês!).

O estímulo indispensável para a formação de novos nervos (neuroneogênese) é compreensivel e particularmente difícil, mas é indispensável. Somente quando o organismo puder trabalhar novamente como uma unidade, como um todo (coerência coletiva), poderemos esperar a cura.

1.6. Ontogênese

Antes de tudo, deve ser feita novamente a referência às etapas de desenvolvimento do embrião e das células tronco, até que estejam totalmente desenvolvidas. Esses estágios de crescimento está nas "instruções operacionais". Faria pouco sentido e daria somente margem a danos se todo o projeto fosse implantado desde o início. A *sequência exata* das etapas de construção é mais importante que todas as informações gerais. Com a simples confusão na ordem (com outro conteúdo completo de informações) surgiria o caos.

No caso de uma casa, o telhado não pode ser colocado antes das paredes terem sido construídas. Se você estabelece prioridades aqui, a ordem correta parece ser ainda mais importante do que o conteúdo geral, porque podem ser permitidas improvisações. É aqui que o *sistema nervoso* entra em cena, por duas formas (ver adiante).

"Sequência" significa o número de eventos que devem atingir a maturidade total, individualmente.

Essa lei se aplica a todas as áreas, independentemente de ser o desenvolvimento filogenético dos humanos, desde o embrião até o adulto e suas células diferenciadas (ontogênese). Os erros na estrutura posterior, e dessa forma a função, podem ser buscados em uma etapa incorreta de desenvolvimento. Essa, naturalmente, está no passado e, portanto, ligada a um determinado tempo, mas não ao evento respectivo!

Erros estruturais correspondem a eventos de tempo não transformados!

Se a "estrutura" é um tumor, seria imperativo buscar o evento estressante no passado e transformá-lo posteriormente. Isso é possível e significa uma terapia causal! Entretanto, deve-se sempre considerar em que solo o agente está. A condição de *todo o organismo* é decisiva para o efeito.

Se tivermos em mente que os animais e árvores podem também desenvolver câncer, então um princípio comum deve ser efetivo. É certo que as *desordens geopáticas* têm um efeito promotor do câncer, em todos os sistemas vivos. O tipo de distúrbio de campo ainda não foi pesquisado, o que prova que é uma "impressão" no espaço quântico, porque se a causa do distúrbio fosse mensurável, não mais pertenceria ao espaço quântico.

1.7. Campos Organizacionais

Os campos escalares não são estáticos, mas sim giram, não apenas em uma direção, mas ao mesmo tempo e com polaridade oposta, razão pela qual se neutralizam. Isso impede sua mensurabilidade.

Há diversos tipos de campos. Devido à sua dinâmica, eles podem se transformar uns nos outros por indução, p.ex., um campo elétrico em campo magnético, e vice-versa.

Em adição aos já mencionados, os já conhecidos na atualidade são os campos gravitacionais, os campos escalares, o campo quântico e o campo potencial. Outros campos ainda desconhecidos devem ser postulados. O lar de todos os campos é o vácuo ou campo de ponto zero, ou seja, o espírito.

O holograma *maser* da rede neural, discutido no Cap. 4.5, é descrito em detalhes.

1.8. Alcalose

Uma célula tronco obtém o impulso para a divisão celular a partir de seu ambiente direto, e não do DNA. O estímulo para a divisão provêm sempre do ambiente circundante, onde ocorrem mais e mais mortes celulares, p. ex., como parte de inflamação recorrente.

Entretanto, a divisão somente ocorre sob condições *alcalinas.* Quanto mais forte a alcalose, mais rápida a divisão. É por isso que todos os processos regenerativos ocorrem principalmente à noite, em um ambiente alcalino. O valor normal de pH em um tecido é de 7.0 até um máximo de 7.1, de maneira que apenas à noite torna-se ligeiramente alcalino. O acima exposto pode se tornar patológico e estimular a divisão celular normal, de forma tal que a perda da ordem é induzida.

Quem é realmente o responsável pelo valor de pH no tecido? Quem controla o equilíbrio ácido-base?

Essas são perguntas essenciais que raramente são feitas. O controle grosseiro ocorre no organismo através da polaridade de ácido carbônico (ou CO_2) e bicarbonato (cf. Fig. 1, p. 16). A regulação fina, entretanto, que ocorre principalmente nas membranas, deve-se aos π-eletrônicos nos ácidos graxos insaturados (têm um efeito desacidi-

33

ficante), juntamente com os grupos hidrogênio das proteínas (têm um efeito acidificante).

A célula não é apenas dependente do ambiente. Sua reação é a resposta (o reflexo) de seu meio circundante. O meio determina a forma como a célula opera, e é o meio que também encaminha uma célula para a degeneração. Torna-se, assim, claro porque pode haver tantos e variados carcinógenos. Eles alteram o ambiente, ao reduzirem drasticamente o número de elétrons livres e, ao mesmo tempo, o número de prótons. Por um lado (cientificamente aceito), os radicais livres são capazes também de fazer o mesmo; além disso, todas as substâncias alcalinizantes, especialmente alcaloides, possuem também um efeito neurotóxico (Seção 3.2.1.2, página 68).

Isso pode ser feito também indiretamente, por exemplo, pela estimulação da produção de um dos mais fortes venenos e alcalinizante, ao mesmo tempo – a *amônia.* Esse gás é produzido em todos os processos de putrefação, especialmente no intestino, exercendo uma carga massiva sobre o fígado, e deve ser efetivamente considerado como um dos co-carcinógenos mais importantes, uma vez quer penetra em todos os tecidos, até mesmo no cérebro.

Esse é um outro fator no risco da degeneração celular: a alcalose do tecido aumenta extremamente a velocidade de divisão, o que significa que podem ocorrer erros com maior frequência, no complexo processo de divisão. Devido ao maior estímulo à divisão, são afetadas também as células que já iniciaram sua diferenciação, o que não é o caso sob condições *levemente* alcalinas. Isso aumenta a taxa de erros. Esse aspecto se torna particularmente perigoso quando atinge o mecanismo programado de apoptose.

Mas, há ainda um mecanismo refreador, que são os elétrons livres. No assim chamado meio redutor (quadrantes azul e verde da Fig. 1, página 16), a degeneração é virtualmente impossível. As células cancerosas somente podem desenvolver-se na ausência de elétrons e prótons (quadrante amarelo).

1.9. A Consciência

"A informação luta por significado " (Th. Goernitz). Isso significa que o conteúdo espiritual de uma idéia somente pode ser realizado quando se materializa. Mas, dar significado é reservado aos sistemas vivos comandados pela mente. Assim, aparentemente, a finalidade da vida é atuar como plataforma de teste para a espirito, uma ferramenta, por assim dizer. Se uma pessoa integra esse aspecto fundamental em seu pensamento, haverá um significado mais profundo para qualquer situação da vida, incluindo o câncer. Nesse momento, o paciente afetado pode ver por que ele/ela está doente, e como ele/ela pode se livrar disso. Esse é um bom pré-requisito para a cura.

O espírito reconhece a si próprio na *forma*. Nas pessoas, ele reconhece o seu *trabalho*.

Uma atitude positiva, mental e espiritual de afirmação da vida contribuirá com a maior probabilidade para dar suporte à dinâmica dos processos vitais, pois a vida significa mudança constante, significa "aprender fazendo" – aprender pela ação. Isso inclui uma disposição aberta para enfrentar os desafios diários sem temor e com grande curiosidade e alegria, com o novo conhecimento obtido.

Pode ser dito talvez que, após essas declarações, haverá "o" remédio para o câncer, um dia. *Um novo envolvimento com o espaço quântico (espírito)* se cristaliza como uma chave dourada, mas não pode ser generalizado e distribuído em pílulas.

Em última análise, o "envolvimento com o espaço quântico" não significa coisa alguma a mais do que o intenso envolvimento com Deus, no **AMOR.**

Uma grande esperança para a cura do câncer, que é atualmente ainda possível em qualquer (!) estágio, reside no fato de que há de fato um desenvolvimento lógico no desenvolvimento do câncer, o que é aqui indicado e que pode ser revertido. A necessária alteração na consciência pode ser iniciada pela mudança no contexto, com uma nova tarefa. A implantação desses pontos está claramente nas mãos de cada indivíduo. Essa é uma abordagem muito promissora, e será elaborada nos capítulos a seguir, juntamente com outros aspectos inteiramente novos.

Conclusões

Logo no início, descobertas importantes se tornam evidentes. As células adultas não podem mais se dividir, o que também não faria sentido, uma vez que isso transformaria uma célula superenvelhecida em duas células geriátricas. Embora isso não faça sentido algum, ainda faz parte do material didático.
A fermentação não significa câncer. É um processo fisiológico que ocorre com mais freqüência do que inicialmente suposto, ou seja, com cada divisão celular. Deduzir um diagnóstico de câncer a partir disso seria prematuro.

Também é incorreto concluir sobre a malignidade a partir da morfologia celular, por vezes extremamente alterada. Quanto mais severas forem as mudanças, menor será o crescimento possível.

O crescimento ordenado (anabolismo) é acompanhado por um aumento do consumo de oxigênio. Certas condições são necessárias para isso. De acordo com J. Budwig, são os ácidos graxos insaturados e doadores de elétrons que são carregados com fótons solares portadores de informações – em combinação com os grupos sulfidril de certas proteínas. Isso permite a auto-oxidação e controla a absorção e o processamento de oxigênio.

Se, como infelizmente acontece hoje, as gorduras trans são constantemente consumidas, os CTIEs se decompõem e com eles gradualmente todos os processos e estruturas de vida.

Se o processo anabólico de diferenciação de uma célula tronco tiver sucesso sem lacunas, o desenvolvimento do câncer é impossível. Para isso, as leis de regulamentação do metabolismo celular de acordo com o Prof. Dr. Juergen Schole devem (ser capazes de) ser aplicadas de forma consistente.

Também deve ser entendido que a célula deve ser sempre considerada em conjunto com seu ambiente. Pois aqui há uma intensa troca de informações. A saúde ou doença de um tecido depende apenas disso.

2. O câncer segundo a Medicina de suporte à Vida MSV

Existe uma constelação de cânceres, ou pode o câncer afetar a todos? Assim como apenas uma determinada porcentagem de pessoas ficam doentes durante uma epidemia de gripe, o mesmo se aplica, em princípio, a todas as doenças. Os que não pertencem ao grupo de risco são na maior parte poupados. Essa afirmação deveria aplicar-se igualmente ao câncer. Mas, quais fatores específicos promovem o surgimento dessa doença mortal? Há a assim chamada "personalidade do câncer"? Ou, seria o câncer uma exceção em relação às predisposições das outras doenças crônicas e, nesse caso, não poderia ser previsto?

2.1. O Sistema de classificação categórico

O que falta para avaliarmos essa questão em particular e para a medicina como um todo é um Sistema de ordem que ofereça declarações claras e não contraditórias e, ao mesmo tempo, mostre as interações dos diversos aspectos. Somente então se pode trabalhar de forma cientificamente exata, ao invés de nos basearmos em estatísticas que negam por completo o aspecto principal de uma pessoa – a sua individualidade.

Infelizmente, ainda é pouco conhecido a existência, há quase meio século, de tal Sistema categórico, na formulação do *Cubo de Luescher* (de acordo com o psicólogo suíço, Prof. Dr. Max Luescher), mas que encontrou pouca recepção, devido ao sistema linear causal de pensamento, da medicina convencional.

O Sistema categórico de classificação é compatível com as 5 fases de alteração na MCT *(Medicina Chinesa Taoista)*, que sublinha sua validade universal.

Uma vez que o cubo de Luescher tem uma estrutura multidimensional e bipolar, ele não apenas obedece à geometria do ambiente (estrutura, composição, expansão), mas se conforma igualmente ao antigo ensinamento dos 4 elementos (fogo, água, terra, ar).

Como resultado, todas as influências a que a matéria é exposta são ali refletidas. Desde a China antiga, somente 4 elementos foram presumidos como princípios básicos (não 5, conforme posteriormente, na medicina Chinesa tradicional), sendo que tudo o mais é adaptado em conjunto. Devido aos erros de tradução, as 5 fases de conversão tornaram-se os 5 elementos. O erro somente pôde ser sanado devido a antigos textos redescobertos.

Mas, são precisamente as 5 fases de transformações que nos levam a pontos de vista importantes, em especial se forem derivados da doutrina Taoista original do I-Ching e aplicadas em diversas dimensões.

"Metal" corresponde ao elemento ar. Nele, os pulmões e o intestino grosso são dados como grupos funcionais, assim como o desgosto (perda) e resignação, como correlatos psicológicos.

Respiramos o PRANA, pelos pulmões, alimento spiritual, de acordo com a Ayurveda. A respiração propriamente dita é uma função dos rins (!), que pertencem ao elemento água. O intestino grosso não mais deve conter coisa alguma indigerida, mas sim água retirada da nutrição digerida. O sistema funcional *metal* (ar) pulmão / intestino grosso converte a energia e a passa ao rim, *elemento água* rim / bexiga, razão pela qual os pulmões são também denominados "mãe dos rins".

Essas relações complexas entre metal (ar) e a água, separadamente, facilita imaginar desordens do circuito funcional rim / bexiga.

A designação no cubo de Luescher dá agora origem a outros aspectos interessantes. O elemento ar (em amarelo) é variável-receptivo e separativo (Fig. 3 na próxima página). Um tumor canceroso é um primeiro exemplo de isolamento e, assim separação.

O elemento água é constantemente receptiva e integrativa. A água, como solvente universal, conecta tudo com todo no organismo, assegurando dessa forma a coerência. Somente então torna possível que as "relações" sejam construídas entre os componentes individuais e para que adquiram "significado".

Uma separação indesejada (perda de relação) deve, portanto, ser considerada como reintegração. Essa é uma das principais tarefas do circuito funcional rim/bexiga, com relação ao circuito funcional **coração / intestino delgado e circulação 3-E** (ambos do elemento fogo), e dessa forma igualmente a glândula tireóide. Azul e vermelho formam o eixo de integração.

De acordo com Max Luescher, o elemento ar figura como a "própria Liberdade". Se o sol amarelo associado e predominantemente rejeitado no teste de Luescher, essa pessoa se desliga e se retira de todos os processos de renovação necessários, mas também de novos relacionamentos que a vida traz consigo. Isso equivale a uma recusa de enfrenar qualquer coisa nova, devido ao *temor da vida.* Mas, vida e saúde significam renovação constante, provocada pelos impulsos e sugestões. A emoção positiva associada é o "desejo de algo novo ".

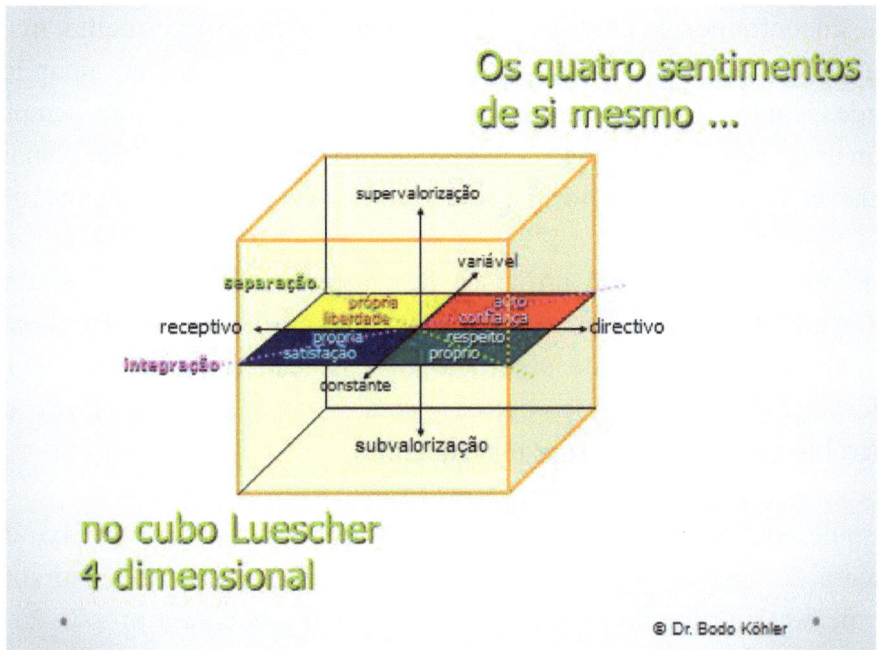

Fig.3: O Cubo de Luescher – o Sistema de classificação categórico

Um estudo em larga escala, em Zurique, mostrou que mais de 80% dos pacientes com câncer no teste de Luescher recusaram o amarelo como a cor principal. Com o temor da vida e do futuro à frente, está sendo aparentemente preparada o terreno para o desenvolvimento de um câncer. Todavia, o início é importante. Se o desenvolvimento está se insinuando, então a submissão é mais provável que o câncer. Mas, se ocorre um evento súbito, por exemplo devido a uma perda inesperada, combinada com um choque, ocorre um descarrilamento anabólico (devido à atividade catabólica insuficiente). O eixo de integração azul-vermelho é permanentemente alterado (vermelho em deficiência). Isso é imediatamente sentido como um medo existencialmente ameaçador devido à perda de energia (enfraquece o elemento água rins / bexiga).

41

Não encontramos os efeitos do eixo de integração azul-vermelho, mas, a um ângulo de 90° (reciprocamente) no eixo de separação amarelo-verde. Uma vez que todos os processos de desenvolvimento sempre têm uma causa recíproca, corresponde ao ângulo reto, não é mais possível a integração, a mesma será separada (ver Fig.1 na página 16).

Mas, tome cuidado! Há um risco de câncer apenas se houver uma perda de autenticidade no eixo de separação em verde (autorrespeito) ao **controle externo.** Isto significa sobreposição (interferência) com informações externas de outros seres vivos, até, inclusive, os micróbios, p.ex., fungos (ver mais adiante).

Esse desequilíbrio no eixo de separação deve ser corrigido no eixo de integração, o que pode levar a demandas excessivas no quadrante vermelho (suprimento de energia, calor). Isso aumenta a propensão à inflamação (quadrante azul, calor). Como um estágio pré-canceroso.

Isso demonstra muito bem que todos os 4 polos sempre interagem entre si, e jamais isoladamente. É por isso que toda abordagem linear-causal em humanos é marcada por erros e, especialmente, ao se avaliar as doenças crônicas, são condenadas ao fracasso (ver Fig.8, página 82).

O Prof. Grossarth-Maticek (Universidade de Heidelberg) descobriu outro aspecto essencial do desenvolvimento da doença, através de extensa pesquisa com pacientes com câncer (e pacientes com ataques cardíacos), a saber, "necessidades não atendidas". Isso leva a anos de **registro de desenvolvimento** agonizante, pela renúncia às coisas que gostaria de ter vivido, para uma vida completa. Aqui, igualmente, há uma rejeição de vida com oportunidades não tentadas, e dessa forma uma perda de novos relacionamentos. Essa recusa corresponde ao vermelho não vivido (eixo de integração) e, assim, à falta de implementação desses desejos suprimidos. O efeito positivo teria sido um reforço de auto-respeito (verde), que cresce através da experiência.

Não se trata apenas das grandes coisas da vida, mas sobretudo das muitas pequenas necessidades que aparecem em todos os níveis – desde as células até o organismo inteiro. Os sistemas individuais sempre se esforçam pelo equilíbrio porque isso economiza energia. As deficiências podem evitar isso tanto quanto os déficits de informação.

O estudo de Heidelberg, que foi realizado durante um período de 20 anos, também provou que as bases dos problemas da vida são lançadas na infância, principalmente através de conflitos com a mãe, mas também com o pai. O *sentimento de profunda segurança*, normalmente transmitido pela mãe, desempenha o papel decisivo.
Toda rejeição, toda ausência prolongada, por exemplo, por doença, ou a perda da mãe por outros motivos, tem conseqüências graves para a vida posterior.

Nesse contexto, os xamãs relatam as conseqüências de uma morte violenta em vidas anteriores, o que poderia muito bem explicar a necessidade urgente de proximidade e segurança, mas acima de tudo de amor. Pois por trás disso, é claro, existe um medo profundo, em geral completamente inconsciente. Isso ativa a amígdala cerebral (em ambos os lados na ponta frontal do sistema límbico), e a coloca em tensão permanente. É interessante, nesse contexto, que uma ampliação significativa desse centro do medo é encontrada com frequência em pessoas autistas. Eles são conhecidos por não terem a capacidade de alinhar suas ações com seus sentimentos, o que pode levar a ações descontroladas.
Igualmente significativo é o fato de que a radiação de microondas dos telefones celulares, especialmente de 5G (!) ressoa com os dois

centros da amígdala devido ao curto comprimento de onda. Essa influência sobre o centro do medo tem um efeito direto sobre os rins, a sede da energia vital do ponto de vista da MTC.

Essa idéia "antiga" há muito tempo foi apoiada pela biofísica. A "energia da vida", ou o Chi dos antigos chineses, é referida na ciência como BIOPLASMA. Consiste em inúmeros elétrons que são carregados com fótons portadores de informações, ou seja, quanta de luz (cf. Capítulo 1.5.1.).

Usando o exemplo do câncer de mama, o desenvolvimento do câncer pode ser bem compreendido em um nível psicológico.

Gênese do câncer de mama de acordo com Prof.Grossarth-Maticek

- Quase sempre experiência maciça de rejeição/separação da mãe.
- Romper uma relação contínua, de amor mútuo e de apreciação (- - 1)

- Tentativa de conserto na vida adulta com outra pessoa
- Esperança de amor e atenção a longo prazo (+ + 1, agarrar)

- Após nova decepção, bloqueio de todos os objetivos atraentes
- Esgotamento mental/físico e reforço dos fatores de risco (nutrição, vícios)
  (+ + 1 e - - 3 = Psora)
- A pessoa não pode experiment.seu papel feminino de forma atrativa.
- Ela se experimenta no papel de criança decepcionada (- - 4).
- O equilíbrio do PRAZER e do DESPRAZER é deslocado para a direita

De acordo com sua teoria, o equilíbrio entre prazer e descontentamento, mas também a negação do prazer (autopunição através de falsos sentimentos de culpa e necessidades não vividas) desempenha um papel importante.

Vários fatores desencadeantes tornam-se aparentes, que são esquematicamente ilustrados aqui com vários exemplos. A abordagem para uma resolução resulta do *treinamento de autonomia* desenvolvido por ele.

Polaridades de acordo com o Prof. Dr. Grossarth-Maticek

Fatores específicos de gatilho

Câncer de mama: forte vínculo materno com rejeição constante
- **Resolução** através da certeza de ser profundamente amada pela mãe apesar de tudo

Câncer de testículo: forte ligação paterna com rejeição constante
- **Resolução** através da certeza de ser profundamente amado pelo pai apesar de tudo (rendimento)

Parkinson: ansiedade intensa e cronicamente incontrolável, fatalismo
- **Resolução** através da resolução de situações de conflito que produzem ansiedade (sistema límbico)

M. Alzheimer: rejeição, indiferença, e pouco entusiasmo de novos estímulos
- **Resolução** através da busca proposital de novas oportunidades de participação na vida

Ataque cardíaco: a sensação de estar desamparado à mercê de um objeto negativo
- **Resolução** através da capacidade aprendida de se distanciar do objeto

Todos os resultados foram altamente significativos no estudo de Heidelberg e são extraídos do livro "Medicina preventiva sinergética" (ver bibliografia).

No câncer de testículo, o relacionamento paternal perturbado aparece muito fortemente, mas não apenas ali. O pai significa realização (quadrante vermelho no cubo de Luescher) e muitas vezes exerce pressão sobre os filhos (raramente filhas). Isso leva a um estresse permanente com todas as conseqüências negativas.

Do livro acima mencionado vem a seguinte avaliação dos fatores promotores do câncer (citação):
"Uma pessoa se esforça por um objeto com a mais alta atividade emocional (por exemplo, a proximidade e reconhecimento de uma pessoa, uma certa realização de objetivo na vida profissional), mas no processo repetidamente experimenta que o objeto finalmente não é mais alcançável. Entretanto, a pessoa não é capaz de se distanciar do objeto, resultando em desespero interior, exaustão mental e física, experiências negativas, desesperança interior, etc. Esse estado é geralmente mascarado pela adaptação e pelo altruísmo.

O resultado é um sofrimento encapsulado interiormente em isolamento, que não pode mais ser reduzido pelo comportamento ou transformado em prazer". (fim da citação)

No entanto, um ponto crucial não deve ser negligenciado, e que foi claramente demonstrado nos resultados de Heidelberg: o câncer (como qualquer outra doença) nunca é monocausal, mas sempre o resultado de *todas* as interações às quais uma pessoa está exposta.

Os exemplos aqui apresentados devem, portanto, ser colocados em relação ao contexto, à constituição física (por exemplo, focos inflamatórios), ao estilo de vida etc. Isso resulta em indicações, ou seja, *probabilidades*, que devem ser mais bem fundamentadas no diagnóstico.

Se as pessoas em risco têm um bom clima *familiar* e/ou de *trabalho*, então várias influências negativas são compensadas de uma só vez. Esses dois fatores obviamente desempenham um papel decisivo, porque o aspecto do amor e do afeto desempenha um papel aqui.

Entretanto, se o *medo de doenças* estiver em primeiro plano, o risco pode aumentar 10 vezes. Isso foi mostrado em fumantes que tinham medo de câncer.

A saúde requer (de acordo com Prof. Dr. Dr. Juergen Schole) constante capacidade de mudança e adaptação, que não é dada sob as condições de um carrossel de pensamento.

Outro cientista coloca a questão da seguinte forma:

Prof. Dr. Richard Davidson (Neurocientista, Univers.de Wisconsin-Madison)

4 redes neuronais controlam nosso bem-estar:

1. A capacidade de manter estados positivos.
> isto requer amor e compaixão

2. A capacidade de se concentrar e manter o pensamento negativo à distância
> Técnicas de meditação são úteis para isso

3. A capacidade de ser generoso
> Isso é melhor aprendido cuidando dos outros

4. A capacidade de se recuperar de estados de espírito negativos
> Isso requer uma mente aberta a novas possibilidades

Essas 4 redes trabalham independentemente uma da outra. Os pontos individuais correspondem aos 4 quadrantes no cubo de Luescher. Cada um em si mesmo não só mostra possíveis desordens, mas é ao mesmo tempo uma abordagem causal para a terapia.

De acordo com Prof. Dr. Franz Ruppert, a necessidade básica de todo ser humano é *viver, amar e ser amado.*

Nesse nível, é sempre sobre o todo. O momento em que o ódio cego e destrutivo (por exemplo, contra os pais ou parceiros) se transforma em profundo amor as curas espontâneas são tangíveis.

2.2. A Coerência coletiva

Outro aspecto não deve ser desconsiderado, mesmo que ainda não seja de conhecimento comum nas ciências: a vida é inimaginável se não for constituída por *células altamente inteligentes e autoreguladas,* devido ao estreito entrelaçamento de nossas almas com as estruturas materiais de nossos corpos. As células vêem a si próprias como uma parte integral da comunidade de células, e se submetem à nossa vontade. Isso possibilita a *coerência coletiva*. Essa inteligência é uma expressão do entrelaçamento com o espaço quântico (espírito), a partir do qual são controlados todos os processos vitais, em que o DNA (ressonador da cavidade) tem a função de conversor de informações.

A criação de *relacionamentos* para tentar *possibilidades* que são selecionadas a partir do potencial imensurável do campo quântico (campo de ponto zero, espírito), via *emoções é um dos requisitos básicos para a vida*.

2.3. O campo quântico dos pensamentos

Todos os eventos têm sua origem no campo quântico (espírito), e todas as experiências relizadas nesse plano estão também lá armazenadas (ver o campo morfogenético, de acordo com Dr. Rupert

Sheldrake). Nada é esquecido, nada é perdido. Como explicado no capítulo 1.5.1, os quanta-leves orbitando nos anéis de fótons representam memórias universais para todos os eventos e experiências anteriores, mas também muito anteriores.

Esse fato é significativo, porque a força dos eventos faz com que pacientes, em um determinado estágio, decidam por morrer. Se essas informações de morte não são ativamente transformadas posteriormente, continua um efeito ininterrupto, ainda que essa pessoa não tenha desde então redisposto, ou reposto novamente e esquecido o evento há longo tempo. Quando a interposição com as informações originais no espaço quântico foi "contaminada" por estresse através de idealizações estressantes de pensamentos (cf. Fig. 2, página 23).

O bem-estar e a satisfação não são indicativos de que uma bomba relógio não esteja adormecida em seu interior. Não é incomum que isso seja indicado no teste de Luescher muitos anos mais tarde. Mas, não obstante esse fato, pode ser postulado que um evento não processado com um *desejo de morte* seja armazenado em muitos pacientes com câncer. Segundo autores holandeses, essas são partes divididas da personalidade, que desenvolvem sua própria dinâmica como entidades (*egregore*), até sua materialização na forma de tumor. Isso corresponde à visão dos shamans, que infelizmente não são reconhecidos, de forma equivocada, como "homens da medicina".

"O câncer nada mais é que uma estrutura de campo quântico de pensamentos materializados." Prof. Dr. Jules Muheim

No teste cinesiológico, essa tensão inconsciente pode levar ao resultado que o paciente afetado estaria (não conscientemente) doente, ao invés de melhorar. É necessária, aqui, uma discussão intensiva.

O sociólogo Heidelberg Prof. R. Grosshardt-Maticek, já mencionado, escreveu em seu livro "Medicina preventiva sinergética" capítulo 7 na página 50 literalmente (início da citação):

"O organismo humano como um sistema de interação extremamente complicado desenvolve um enorme número de necessidades nos diferentes níveis biológicos, psicológicos e sociais (por exemplo, a fim de minimizar as tensões constantes entre o estado real e o estado alvo).

Assumimos que o objetivo de um indivíduo sócio-psico-biológico é atingir o *máximo de satisfação das necessidades interativas (em diferentes sistemas)* que levam ao prazer e ao bem-estar, de modo que, em última instância, o bem-estar experiencial seja criado. Da mesma forma, o organismo tenta constantemente eliminar ou contornar fontes que levam a inibições de satisfação de necessidades, seja de forma aguda ou a longo prazo.

O sistema nervoso central registra sistematicamente fontes de falta de vontade e desejo e se baseia especialmente em informações emocionalmente cognitivas armazenadas (por exemplo, no sistema límbico). No processo as *qualidades de prazer* experimentadas como *mais elevadas são repetidamente ativadas na história de vida individual* (de memória), e são feitas tentativas para repeti-las ou recriá-las de forma semelhante (por exemplo, com objetos similares ou associados como similares que originalmente evocavam fortes reações de prazer). Da mesma forma, fontes de supremo descontentamento são armazenadas na memória, e aqui é feita a tentativa de evitá-las no futuro.

- . -

Desse ponto de vista, é de importância central para a solução de problemas de todos os tipos, nos quais os sistemas de comunicação das pessoas se esforçam para obter prazer, bem-estar, segurança e desenvolvimento, e nos quais ocorrem bloqueios de sistemas". (fim da citação, itálico de acordo com o original).

Sabemos hoje que até 40% dos tumores de mama femininos regridem espontaneamente, sem que as pacientes tenham consciência do mesmo e sem a terapia apropriada.

Do ponto de vista da física quântica, não saber é a melhor maneira de fazer as coisas acontecerem. Pois a realidade só surge quando damos *sentido* aos eventos.

A partir daí, uma estratégia orientada para os objetivos pode ser derivada, através da seguinte lei básica

A crença cria a realidade – a dúvida a apaga.

Se um dia um diagnóstico de câncer for realmente feito, não se deve acreditar imediatamente nele, mas deve ser imediatamente duvidado. Pois existem de fato muitas razões para questionar uma descoberta tão séria. Não raro, as descobertas são erradas ou contraditórias.

Aqueles que são capazes de rejeitar decisivamente o tema do câncer – não por ignorância, mas por profunda convicção interior – não precisam adoecer com ele, ou têm as melhores chances (espontâneas) de serem curados!

Uma mudança positiva do ambiente também pode ocorrer conscientemente (influência externa evitada!), pois a progressão da doença depende principalmente das condições ambientais – tanto dentro quanto fora (contexto).

Aqueles que não recebem apoio em casa, no trabalho ou entre seus amigos, mas continuam expostos a influências negativas que "envenenam a atmosfera", têm apenas uma chance, sair de seu ambiente.

2.4. Contexto

Qualquer pessoa que tenha estabelecido um relacionamento com alguém ou alguma coisa, por exemplo uma coisa importante (!), permanece ligada a essa pessoa/coisa através do "envolvimento", ainda que tenha ocorrido separação espacial – voluntária ou involuntariamente, através da *perda*. Determinadas partes continuam então a ressoar com a "parceira" faltante (mesmo além da morte), razão pela qual uma perda é sentida como não mais "estando curada" ou mesmo diretamente como influência externa e tenha adquirido "significado".

A parte faltante criou uma sensação de "não mais estar completa" e ""retirada " como um pedaço de todo o ser humano.
Essa "perda" pode ser ocupada por entidades estranhas, que é onde está o verdadeiro perigo.

Uma foto de árvores a uma curta distância é uma boa comparação. Enquanto estão bem, formam uma bela unidade harmoniosa. Se, um dia, uma árvore faltar – por qualquer razão – surge um vazio entre elas, do lado em que os galhos faltam, a imperfeição, o "desastre" se torna visível.

Uma árvore pode mudar muito, pela produção de novos brotos, nesse ponto, e dessa forma, compensa a perda. Mas, o que faz uma pessoa, em situação comparável? Simbolicamente, seria aconselhável seguir as leis da natureza e desenvolver, igualmente, novos "brotos", para iniciar novas coisas, abrir novos contatos (aspecto amarelo). Antes disso, entretanto, a perda deve ser neutralizada através da aceitação, entendimento, perdão e transformação.

A relação mais importante que deve ser estabelecida é com você e, ao mesmo tempo (!) com a totalidade da criação; *sentir-se* parte da mesma. Há um termo para essa relação, que infelizmente tornou-se muito banal – AMOR.

O amor é a força universal que mantém tudo em conjunto, e dessa forma possibilita a unidade necessária de um organismo, em primeiro lugar.

É aqui, efetivamente, que a pesquisa científica deve começar a descobrir que tipo de energia o amor efetivamente representa.

Com a expansão apropriada da consciência, toda pessoa pode compensar os deficits como uma árvore e retornar à harmonia (= saúde, a ser restaurada).

Entretanto, cuidado: a compensação não deve ser de forma alguma entendida como satisfação substituta. Somente a que for autêntica deve ser conscientemente construída, e nada estranho deve ter acesso.

Em última instância, um tumor nada mais é que uma área de influências externas não processadas (ver acima). Essa "acumulação" envenena o ambiene das células em sua vizinhança imediata, como um pré-requisito para maior disseminação do tumor. Qual tecido é afetado em primeiro lugar está indicado no Sistema das 5 fases de conversão, levando em conta o correlato físico, que fecha o círculo.

Por esse ponto de vista, faz sentido entender o câncer a partir do destino espiritual de uma pessoa, o que torna a vida na terra sem sentido.

Em resumo, pode-se afirmar que: uma pessoa com predisposição ao câncer frequentemente tem as seguintes características:

➢ Relacionamento perturbado de mãe e/ou pai
➢ Evade-se do próprio destino espiritual
➢ Objetivo e significado não reconhecidos na vida
➢ Perda de alegria na vida, com um sentimento de inferioridade
➢ As necessidades mentais não são vividas, adaptadas, determinadas externamente
➢ Experiência de choque anterior devido à perda inesperada de relacionamentos
➢ Decisão reprimida de morrer que não foi revertida
➢ Conflito permanente, relutância em mudar a mente
➢ Perda da capacidade de amar, de perdoar
➢ Ambiente externo (família, local de trabalho) que preserva ou reforça a condição (contexto)

2.5. A importância como aspecto de consciência

Esse termo pode mudar o sentido da vida. Somente o que se torna realidade para nós é aquilo ao qual agregamos *importância.* Esse termo é de escopo quase inconcebível. Ele determina nossas vidas como nenhum outro, e resulta de emoções com as quais controlamos nossas intenções. Ao dar **significado** à uma coisa, o reflexo cria uma onda estacionária que abre uma linha do tempo. A "coisa", dessa forma, resiste e se torna uma realidade pessoal.

A primeira etapa para a cura é conscientizar-se dessas relações e entender a necessidade indispensável de uma transformação em todas as áreas aqui mencionadas.

Somente quando o paciente assume os processos da *vida* que são necessários à cura, e constrói novos relacionamentos de sustentação no amor (pelo menos consigo!) pode ele/ela tornar-se saudável. Tem a ver com a coesão interna de todos (!) os componentes, no sentido de uma ação da *"vida"* da comunidade. Um por todos, todos por um, com alegria e vigor. Os físicos chamam a isso coerência.

Podemos perceber um *sentido de comunidade,* que leva a uma profunda segurança e confiança. O que queremos dizer aqui não é apenas a coesão de nossas células, mas também o relacionamento pessoal com a totalidade da criação e com Deus.

2.6. Considerações terapêuticas

Na Medicina de Suporte à Vida (MSV), procedemos de acordo com a lei de 3 + 1. A tarefa principal é o retorno à estrutura autêntica, pela reintegração dos aspectos recusados, não transformados (congestão de conflitos), que corresponde à divisão de parte do tecido – o tumor. Rejeição significa privação do amor! É por isso que o aspecto amarelo que não é vivido (abrindo-se para novas aventuras) é reforçado, pelo uso do elemento água integrativo (aspecto azul), que conecta a tudo, com suas diversas propriedades para auxiliar na área do tumor. Dessa forma, o equilíbrio no eixo de integração é restaurado, para que possa realizar sua função apropriadamente. Isso melhora a capacidade (alterada) de ressonar (amor!) com a informação original, a impressão armazenada no DNA (esse é o local do espaço quântico!), e pode ser restaurado.

Entretanto, não é o elemento água que é a causa do desequilíbrio no câncer, mas o fogo! Os antigos chineses falavam corretamente de uma "doença do frio". Se o fogo queima muito fracamente, se paramos de processar novas ideias, as células perdem seu sentido de manutenção de um alto grau de coerência (com muito esforço) e o círculo vicioso descrito se inicia.

A reprodução é o ativador mais forte para o qual muita energia é posta à disposição (o elemento fogo). Não é surpreendente, portanto, que o sexo regular protege contra o câncer de mama e próstata.

Com os dispositivos da Terapia de Informação Biofísica TIB, a região do tumor é suportada diretamente como o circuito funcional intestino grosso/pulmões (quadrante amarelo), com todas as informações do quadrante azul (elemento água). Via campo magnético e aplicação de onda escalar, não apenas os órgãos são incluídos localmente, mas também os meridianos.

Todo processo de cura é controlado pelo cérebro, o que deve ser levado em conta. O dispositivo de Terapia por Regeneração da Matriz MRT 503 foi desenvolvido especialmente para a terapia de biofeedback requerida para isso. Com essa técnica a matriz é simultaneamente limpa profundamente, e o ambiente é renovado. Mas, o biofeedback é também facilmente possível com o Equalizer EQ 103 (Capitulo 5.6. página 117).

Isso não significa que todo paciente com câncer (linear-causal) deve ser tratado com a mesma terapia. Bem ao contrário, a individualidade é levada em conta em todos os aspectos. 3 + 1 significa que o aspecto do elemento água reforçado na terapia, mas com a consideração simultânea (!) dos outros 3 elementos.

Com relação aos 4 aspectos segundo M. Luescher (ver Fig. 2, p. 23), a "satisfação pessoal" deve ser aprendida e vivida, mas em interação com "autoconfiança" (vermelho), "autorrespeito" (verde) e "liberdade pessoal" (amarelo).

Com respeito ao metabolismo celular, o HGH (hormônio do crescimento, azul) deve ser ativado na região do tumor, mas ao mesmo tempo deve ser dada atenção à função normal da glândula adrenal (cortisol, amarelo), tireóide (tiroxina, vermelho) e peptídeos anabólicos (verde) (ver Fig. 1 página 16). Isso ocorre automaticamente como parte do tratamento da RMC (Revitalização do Meio Celular), mas é também suportado pelas sequências rítmicas de movimento, restrição de carboidratos e a redução do estresse psicológico permanente.

Quanto aos neuromoduladores, o dispositivo ZMR / Vortex ativa a serotonina (azul), mas ao mesmo tempo a dopamina, acetilcolina e noradrenalina / adrenalina. Isso é realizado automaticamente usando as informações armazenadas de forma análogica, de acordo com a aferição em tempo real pelo dispositivo.

Segundo esse princípio de 4 polos, ao qual todas as funções corpóreas estão sujeitas, podem ser buscadas e modificadas outras opções de terapia comprovadas, e utilizadas em adição (Capítulo 4.7. página 97). Se a seleção mostra que um meio ou um método contém apenas um dos 4 aspectos, os outros três aspectos devem ser adicionados ou, se não for possível, esse deve ser removido.

Nada é pior que o estabelecimento de novos bloqueios com terapias unilaterais.

Deve ser dada atenção especial ao *ambiente intestinal* e aos controles apropriados das excretas, uma vez que isso não apenas suporta o sistema imunológico, mas também o processo digestivo necessário (transformação da causa da perda). Naturalmente, há também interações de 4 pólos que precisam ser levadas em consideração aqui.

A alteração absolutamente necessária na dieta se enquadra igualmente nessa área, porque tem um impacto duradouro sobre o meio interno. Não apenas a restrição de carboidratos deve ser mencionada aqui, mas também o suprimento adequado de proteínas, dependendo do grupo sanguíneo (Grupo A significa vegetariano; Grupo O significa carne procedente de animais). Uma falta de proteínas, com aumento de carboidratos, compromete significativamente a cura. Os óleos Ω são importantes (lei 3+1), e as gorduras trans devem ser evitadas a todo custo (Capítulo 1.3.2.).

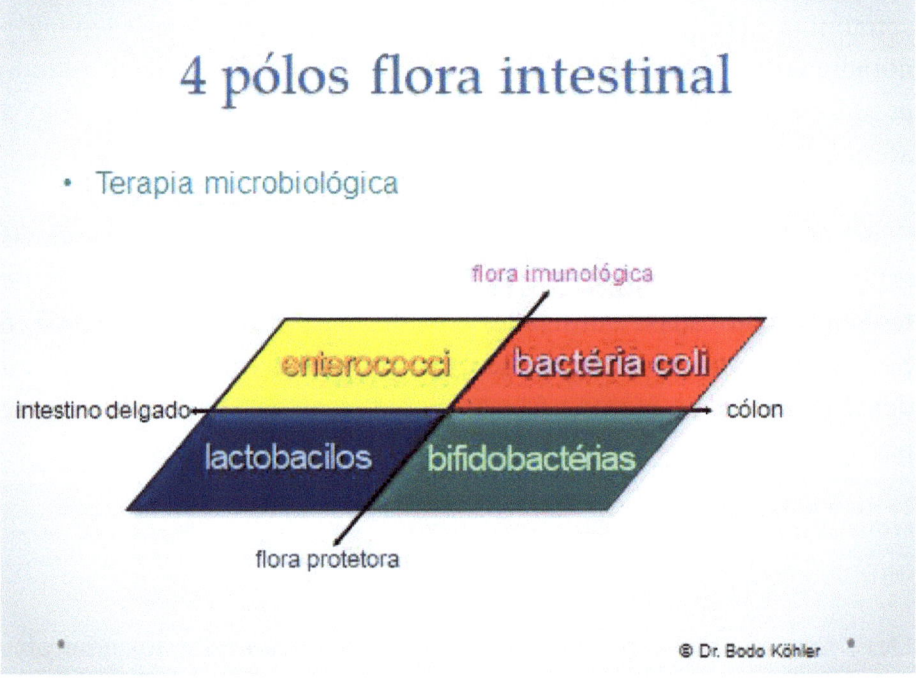

Fig.4: A bipolaridade dos simbiontes intestinais

Essas abordagens terapêuticas serão explicadas em detalhes mais tarde e têm apenas o objetivo de demonstrar o princípio de que o câncer pode ser tratado de forma adequada e causal. Os 6 pontos acima mencionados fornecem a direção. A partir do próximo capítulo, serão incluídas descobertas adicionais que podem completar a nova compreensão dessa doença.

Àqueles que realmente entenderam o que significa VIDA no verdadeiro sentido da palavra são capazes de construir uma relação de amor harmoniosa consigo mesmo e com toda a criação, manter um sentimento de conexão com todo o SER através do serviço, prontidão para a transformação contínua, transcendência de tudo o que se experimenta, nunca ficar parado, estar sempre pronto para a mudança, manter a confiança profunda no funcionamento das leis superiores que dão significado às suas vidas, desencadear os processos de cura necessários dentro de si mesmos e, assim conseguem nem mesmo entrar na situação de uma doença grave.

A indicação de que realmente estamos ou não caminhando em nosso caminho de vida é dada pela alegria que sentimos em tudo o que fazemos.

E, mais uma vez, transformação e mudança constantes significa sempre construir novas relações e experimentar novas possibilidades que nos são oferecidas a cada dia. Somente através da recusa (amarelo rejeitado) ocorre a estagnação. Então o emaranhamento essencial com o espaço quântico (espírito) "afrouxa", e informações importantes são perdidas.

Isso também acontece através do acúmulo de conteúdos não associados (determinação externa) e substâncias. A regeneração é freqüentemente apenas parcialmente possível, ocorre de forma incorreta ou leva a uma proliferação descontrolada. É aqui que o círculo se fecha.

Conclusões

"Saúde é a capacidade de se adaptar o mais rapidamente possível às condições ambientais em mudança". Essa frase de J. Schole *pressupõe uma boa regulação do metabolismo celular em conexão com o equilíbrio ácido-base. Se uma doença crônica ocorrer, indica que um bloqueio regulatório se desenvolveu a partir da reação de defesa aguda e normal. As razões para o desenvolvimento desses campos de interferência são eventos não processados que foram percebidos como uma ameaça e causaram medo. Isso contamina os fótons que carregam informações sobre a vida, e tem um efeito negativo sobre a estrutura do tecido – até o desenvolvimento do câncer, inclusive.*

Isso quase sempre acontece e, assim, chegamos ao âmago da questão. Entretanto, o que isso não responde é o PORQUÊ.

A vida é baseada na constante transformação. Qualquer tipo de estagnação pode ser fatal. A vida está constantemente se questionando. O que é construído pode ter que ser dissolvido novamente no próximo momento. A vida é uma "autodestruição permanente".

A questão da causa pode, portanto, ser um pouco reduzida: Quem ou o que está se agarrando ao passado? Porque é disso que se trata. Tudo o que está adormecido e não é tratado é o passado.

O aspecto seguinte é um aspecto físico quântico. A massa constitui apenas uma proporção extremamente pequena em nós. Consistimos principalmente de campos, e esses campos são formados e influenciados por nossa consciência, pois só assim é possível liberar a energia necessária para a formação da estrutura.

Cada grande evento é um desafio que deve ser enfrentado imediatamente. Trata-se da adaptabilidade "rápida". O processamento não pode ocorrer se o evento nos surpreendeu completamente e causou um estado de choque. Senão, ela circula incessantemente em nossos pensamentos e se imprime em nossos campos. A partir daí, ele é sempre lembrado, geralmente por situações semelhantes, e literalmente nos puxa de volta ao passado como se estivéssemos com um punho. Nosso foco pesa sobre ele e não estamos livres e abertos a novas experiências (amarelo no cubo de Luescher) às quais podemos reagir com leveza.

Essa contaminação de nossos campos na ausência de transformação pode ir tão longe que o câncer se desenvolve. O tumor deve ser entendido como um depósito manifesto de lixo de nossos pensamentos circulando constantemente, como informação estrangeira. De acordo com a MTC (5 fases de transformação), ela pode ser atribuída a problemas psicológicos concretos.

A cura só pode ser alcançada se essas conexões levarem a uma mudança na consciência e, portanto, uma transformação ativa pode ocorrer. Desse modo, as curas espontâneas ocorrem repetidas vezes (uma em cada 10.000). A chave para isso é o completo afastamento da doença, por meio do qual ela pode afundar em insignificância, voltando-se para novas tarefas e objetivos.

O especial aqui é que os pacientes com câncer e curados espontaneamente se sentiram completamente em paz (!) com o fato de que estavam prestes a morrer. Esse foi o caso de todas as curas espontâneas e é a chave decisiva. Por que é assim?

Morrer é sinônimo de dissolução de tudo o que é e tudo o que foi. Ao mesmo tempo, é o começo de um retorno à nossa origem real, ou seja, o mundo espiritual. Essa volta a Deus é chamada religio, mas só é alcançada por poucos durante sua vida. Mas diante da morte, tudo o que é material pode tornar-se totalmente sem importância, apenas o espiritual conta.

Aqueles que chegam a essa compreensão fundamental logo no início não precisam de uma doença grave para aprender, mas podem levar uma vida plena e despreocupada na consciência de Deus.

3. Novas descobertas confirmadas em tumorigênese

Há quase 100 anos, os *fungos* já foram detectados em todas (!) as metástases dos mais diversos tipos de câncer, às vezes também no tumor primário, pelo grupo de trabalho do Prof. Seyfarth na Clínica Berlin-Buch.

F. Boesser, em Hannover, postulou antes disso, um meio líquido tóxico que precederia o desenvolvimento do câncer.

Ambas as abordagens têm em comum a hipótese de ser um envenenamento do meio, sem o qual nenhum câncer pode se desenvolver.

A própria célula cancerígena se desenvolve em um meio alcalino e permanece alcalina por toda a vida. No entanto, cria gradualmente um ambiente fortemente ácido para si mesma através de seu metabolismo de fermentação. Isso deu origem à concepção errônea de que o câncer se desenvolve em um ambiente ácido.

3.1. Dinâmica metabólica

O Dr. Wolfgang Zoech, de Krems (Áustria), deu-se ao trabalho de analisar publicações antigas. Os resultados da pesquisa são reproduzidos aqui em excertos (com a devida permissão).

Todas as células têm 4 maneiras diferentes de ganhar energia
- ➤ Glicólise aeróbica
- ➤ Glicólise anaeróbica
- ➤ Fosforilação oxidativa
- ➤ Quimiolitrofia anaeróbica (energia de compostos orgânicos, por exemplo, H_2S). Substâncias como glutamina, palmitato, oleato, etc. são metabolizadas.

Existe um potencial de adaptação extremo em geral. As células têm uma flexibilidade muito maior para obter energia do que se supunha inicialmente. **As células epiteliais estimulam a glicólise nos fibroblastos vizinhos.** O lactato/piruvato estimula sua fosforilação mitocondrial. O rendimento do ATP é significativamente maior como resultado (efeito Warburg inverso).

A glicólise e a quimiolitotrofia causam um ataque ácido elevado. Entretanto, o interior da célula cancerígena requer uma calibração alcalina básica. O H^+ e o bicarbonato se movem para dentro da célula. O H_2CO_3 (ácido carbônico) é produzido pela anidrase carbônica.

Atenção: Sem anidrase carbônica, a célula morreria de intoxicação! Ela garante sua sobrevivência.

As células germinativas migram através do embrião a partir do final da 3ª semana. Apenas cerca de 30% atingem a linha germinal, o "resto" se espalha. Mais tarde, serão as células-tronco adultas nas membranas basais. Elas se dividem 10-15 vezes e se diferenciam em células de órgãos.

Atenção: As células diferenciadas são incapazes de divisão!

O comprimento do telômero ao nascer é de aproximadamente 10.000 pares de bases. Cada divisão a encurta. O chamado **limite Hayflick** é atingido em 4000. O limite pode ser visto no envelhecimento externo de cerca de 40 anos. A estimulação imunológica suave contraria isto (por exemplo, sol).

O risco de câncer aumenta com a diminuição do comprimento do telômero. Se uma célula atinge seu limite durante a divisão, ela pára.

Ela permanece como uma *célula incompletamente diferenciada*. Se muitas células forem afetadas, resulta em tecidos inferiores, como por exemplo, leucoplasia, pólipos de base ampla, cistos ou anaplasia.

Como resultado do encurtamento do telômero, a degeneração das células acontece cada vez mais cedo, e o *tecido embrionário* ativa seu desenvolvimento.

A diminuição do grau de diferenciação é chamada de *re-foetalização.* Isso pode ir tão longe quanto a de uma célula embrionária de trofoblasto. Isso corresponde a uma célula tronco tumoral. Nesse caso, há um conjunto alterado de cromossomos.

Atenção: A quimioterapia promove e acelera este processo!

No limite do Hayflick, a célula tronco torna-se apoptótica (ótima), ou torna-se senescente, ou seja, passiva sem divisão (frio $\rightarrow$ $\downarrow$ATP). Nessa *réplica senescente*, ela produz inflamadores. A inflamação resultante promove o câncer.

O câncer pode surgir de células-tronco adultas re-foetalizadas.

O desenvolvimento de um tumor canceroso pode ser entendido como conseqüência de uma diferenciação perturbada e incompleta!
Mas a *regeneração* celular também começa aqui. Cada renovação corresponde a uma embriogênese parcial. Somente o **ambiente** celular (matriz) faz a diferença!

Os depósitos de metal frio e pesado são condições ideais para o crescimento de fungos. Os fungos foram encontrados em 99% dos tumores e metástases. Eles protegem as informações necessárias das células dos órgãos do seu meio ambiente (Matriz). Na célula senescente *isolada,* isso desencadeia reflexos de sobrevivência.

Um núcleo de precursores (trofoblasto) é formado. A célula senescente se transforma em uma célula estaminal/câncer.

3.2. Fungos (fonte Wikipedia)

"Os fungos não podem fotossintetizar. Alimentam-se da ingestão de substâncias orgânicas, e as absorve em forma dissolvida, a partir do ambiente. Os fungos são mais estreitamente relacionados aos animais do que aos vegetais. São protozoários com muitos núcleos.

Os fungos são a criação viva mais antiga do mundo. Espalham-se com extrema rapidez. As hifas dos fungos (no solo) são *imortais.* Os fungos podem assumir diferentes formas, nos humanos. Alguns tipos produzem compostos úteis na cura para o câncer (Lentinan, Crestin).
Os fungos têm um metabolismo anaeróbico e liberam CO_2. O micélio (rede) pode se tornar uma forma dura e permanente. Seu modo de vida é *parasítico, em decomposição ou simbiótico.*

Nem todo parasita mata seu hospedeiro. Os parasitas fracos atacam somente os hospedeiro previamente danificados. Os exemplos são o Maitake, que é almejado como fungo medicinal, e o Reishi. O 'HEDGEHOG PRICKLY BEARD' é mais raro, mas importante na medicina.
A 'Chaga' ou 'CROOKED SCHILLERPORLING' tem um forte poder curativo, como também a 'Rattlesponge'. "

Em adição às observações de W. Zoech:
A célula tronco do câncer ativa seu programa glicolítico, e produz grandes quantidades de ácido láctico (que ajuda os fungos). A anidrase carbônica aumenta ao máximo: $CO_2 + H_2O \leftrightarrow H_2CO_3$.
Os telômeros encurtam a um mínimo. Devido à morte iminente da célula, a telomerase é liberada em escala maciça.

Temos muitos indícios a sugerir que os tumores cancerosos são a escravidão das células-tronco adultas senescentes por fungos!

As células-tronco cancerígenas são células germinativas primordiais emigradas que repentinamente emulam suas células irmãs das gônadas. Um carcinoma é um trofoblasto "partenogenético" (geração virgem).

De acordo com F. Boesser, toda infecção – mas também o câncer – precisa de um "acelerador". Segundo ele, os *fungos e outras toxinas* são o elo desconhecido que falta. Os *alcalóides* tóxicos transformam o *ambiente* em um ambiente hostil. As células danificadas querem se libertar através do crescimento. Para entender isso é essencial considerar a *perda de controle do cérebro* devido à ausência de fibras nervosas aferentes!

O *congestionamento linfático local* e a estase sanguínea (também devido à insuficiência cardíaca) têm um efeito favorável. O edema para-inflamatório intensifica esse efeito. O soro fúngico tóxico está em constante transformação (também de acordo com o Prof. Enderlein). Bactérias e vírus devem ser entendidos como estágios intermediários. Os bacilos da Tuberculose podem se transformar em fungos de radiação, por exemplo. *A tuberculose pode desencadear leucemia!*

3.2.1. Toxinas fúngicas (fonte Wikipedia)
As micotoxinas incluem

- **Aflatoxinas**
- Alternaria toxinas
  - Alternariol (AOH)
  - Monometil éter Alternariol (AME)
  - Altenuen e ácido tenuazônico

➢ Fusarium toxinas
- o Trichothecenes
  - ▪ Deoxynivalenol (DON)
  - ▪ Nivalenol
  - ▪ T-2 toxin
- o Zearalenone
- o Fumonisins
  - ▪ Ochratoxins (Aspergillus, Penicillium)

➢ Ergot alcaloides

3.2.1.1. Alcaloides (fonte Wikipedia)

➢ Ergot alcaloides: p.e.secale cornutum, ergotamine, ergometrine

➢ Curare alcaloides: p.e. toxiferin, tubocurarine, alcuronium

➢ Opiates: p.e. morphine, codeine, thebaine, papaverine, noscapine, cryptopine

➢ Vinca alcaloides: p.e. vincristine, vinblastine

➢ Lobelia alcaloides: p.e. lobeline, lelobanidine, lobelanidine

➢ Strychnos alcaloides: p.e. acuammicin, brucine, strychnine

➢ Catharanthus alcaloides: p.e. catharanthine, vindoline

➢ Amaryllidaceae alcaloides: p.e. lycorine, galantamine

➢ Dendrobates alcaloides: p.e. histrionicotoxin, pumiliotoxin

➢ Lupine alcaloides: p.e. lupinine, lupanine, sparteine

➢ China alkaloides: p.e. quinine, quinidine

➢ Coca alcaloides: p.e. cocaine, ecgonine, hygrine

Colesterol   exemplo de alcaloide

A epigalocatequina pode ser usada como um antídoto (extrato de chá verde), também tanino

Surpreendentemente, muitos dos alcalóides são *esteróides* e podem até se assemelhar ao colesterol. Assim, eles são ressonadores de cavidades para fótons (armazenamento) e podem ter efeitos hormonais perturbadores. Outros podem ter efeitos positivos, por exemplo, o quinino.

3.2.1.2. Efeitos (fonte Wikipedia)

As *micotoxinas* podem apresentar efeitos tóxicos em humanos e animais, mesmo em baixas concentrações.

Em particular, as micotoxinas podem
    o ter um efeito cancerígeno
    o danificar o sistema nervoso central (neurotóxico)
    o danificar o sistema imunológico (imunossupressor)
    o danificar o genoma (mutagênico)
    o danificar o feto (efeito teratogênico)
    o causar danos aos órgãos (por exemplo, ao fígado ou aos rins) (efeitos hepatotóxicos ou nefrotóxicos)
- causar danos à pele e às mucosas (desde irritação da pele até necrose) quando tocadas,
- inibir ou induzir processos metabólicos enzimáticos
- desencadear reações alérgicas
- causar distúrbios de fertilidade devido aos *efeitos hormonais*

3.3. Coccidia (fonte Wikipedia)

Em uma célula hospedeira, geralmente do trato gastrointestinal, sangue, fígado ou rim, a Coccidia realiza uma reprodução assexuada na forma de esquizogonia/merogonia (fissão) por múltiplas divisões nucleares, destruindo a célula no processo.

Cada um dos chamados merozoítos (até 100 de uma célula mãe) então infecta uma nova célula e o processo se repete.

A forma de divisão depende do parasita: ***Toxoplasma gondii*** se divide em uma forma chamada endodyogenia, enquanto ***Eimeria*** tem um padrão de divisão esquizogonia/merogonia.

Em ***Sarcocystis***, o padrão de divisão é chamado de endopoligônia". (De acordo com o Prof. Adamkiewicz, eles são a causa do Câncer colônico)

Os micróbios são capazes de mudar nossa personalidade e influenciar nossas ações!

Wikipedia: "O número de multiplicações assexuais é específico para cada espécie de coccidia. Após a fase de reprodução assexuada (esquizogonia), formam-se células sexuais (gametogonia), ou seja, grandes macrogâmetas ricas em plasma e pequenos microgâmetas flagelados, e ocorre a reprodução sexual.

A célula fêmea fertilizada (zigoto) se envolve com um envelope (encistação) e se torna um oocisto. Ela é excretada com as fezes do hospedeiro.

No mundo exterior, ocorre a divisão de redução (meiose), na qual produtos da divisão mononuclear (esporoblastos) se formam e se envolvem com envelopes, os chamados esporos (esporogonia).

Os esporozoítos infecciosos se formam nos esporos sob nova divisão (mitose).

No **Sarcocystis**, a esporulação já ocorre no hospedeiro, a membrana do oocisto rompe-se antes de deixar o intestino e os esporocistos são excretados" (final da citação).

3.4. Programa passo a passo

Ficou claro até esse ponto que os fungos são um importante co-fator no desenvolvimento e manutenção do câncer. Mas ainda não está claro de onde eles vêm e o que os leva a se espalharem dentro do corpo.

Estamos falando primeiro do intestino. Os fungos procuram nichos em nossas membranas mucosas. Esses são locus com uma camada de muco reduzida e sem colonização superficial de nossa flora protetora. Esses espaços vazios podem ser o resultado de tratamentos com antibióticos ou danos tóxicos.

No entanto, isso não é suficiente para abrir a porta para a entrada de fungos. Circunstâncias especiais são necessárias: a deficiência de ácido gástrico (geralmente grupo sanguíneo A, ou uso de bloqueadores de ácido) eleva o valor de pH. Sob essas condições, nossa flora normal não pode viver e é reduzida. Os espaços vazios são preenchidos por bactérias putrefativas (clostridium, enterobactéria etc.). Elas metabolisam todos os tipos de proteínas e produzem amônia, o que aumenta ainda mais a alcalose.

A amônia é extremamente tóxica, especialmente para o fígado e o cérebro.

Cerca de 80% do sistema imunológico está localizado no intestino delgado, e em estreita cooperação com as bactérias intestinais saudáveis (Fig. 4 página 58). Se essas faltarem ou forem reduzidas, irá naturalmente afetar o sistema imunológico. Como resultado, as infecções bacterianas podem ser facilitadas. Essa é a oportunidade para os fungos!

No decorrer de tal inflamação, as bactérias invasoras arrastam os fungos junto com elas. Entretanto, o sistema imunológico pode eliminar em grande parte as bactérias, mas não os fungos. Raramente ele é capaz de fazer isso.

Os ninhos de fungos se formam principalmente em locais de difícil acesso, com circulação sanguínea reduzida e drenagem linfática insuficiente. Os antigos focos de inflamação, que geralmente são ácidos, são particularmente adequados para isso.

Esses focos não poderiam ser curados, pois na maioria dos casos fortes depósitos de metal estão ali localizados, o que estressa a matriz e perturba permanentemente sua função como dielétrico.

Mas isso não é, de forma alguma, um processo mecânico. Esse cenário tem uma história que remonta há muitos anos! Como nosso cérebro monitora todas as áreas do corpo, esses depósitos teriam sido frustrados desde o início, pois o tratamento de parasitas tem sido diligentemente praticado ao longo de milhares de anos.

Há apenas uma explicação adequada para isso, qual seja a perda de controle do cérebro através de danos às fibras aferentes!

Algumas situações na vida são responsáveis por isso: infecções com *vírus neurotóxicos*, por exemplo Epstein-Barr, varicela zoster, herpes simples, especialmente HHV VI, mas também *danos de vacinação* causados por patógenos tóxicos.

Mas não apenas isso. O timerosol (mercúrio) das próprias vacinas tem um efeito neurotóxico. As pessoas freqüentemente vacinadas estão, portanto, particularmente em risco. O mercúrio também bloqueia os canais linfáticos.

Infelizmente, não se presta atenção suficiente à desmielinização das fibras nervosas pela *telefonia móvel!*

As áreas cujas fibras aferentes se encontram lesadas dão apenas um feedback fraco ou **nenhum feedback** ao cérebro, o que é um pré-requisito para processos autônomos, ou seja, ninhos fúngicos, focos inflamatórios, até mesmo câncer.

Mas, não apenas a falta de controle da função cerebral seria a responsável, o colapso do holograma maser também permite a transformação patológica do tecido (Cap. 4.5.1. página 95).

A perda de fibras nervosas foi provada muitas vezes, inclusive por Prof. Thomas Tallberg na Finlândia – se os estudiosos a procurassem!

Ainda falta um ponto, que é a temperatura de operação. Se cair abaixo de 36,5°C nessas áreas, as mitocôndrias se desligam e não produzem mais ATP. Essas são condições ideais para a propagação de germes (resfriados!), que de qualquer forma carregamos em nossas membranas mucosas o tempo todo. Infelizmente, isso é muitas vezes confundido com uma infecção. Entretanto, nada mais é do que uma constelação de vários fatores em interação e sob certas condições (cf. Fig. 5).

Desse novo ponto de vista, temos que considerar um período muito mais longo para o desenvolvimento do câncer, tendo início na infância.

Qualquer pessoa que tenha sido vacinada antes da idade de um ano, e que tenha recebido **muitas outras vacinas** mais tarde, estará predisposta a ter câncer mais tarde. Isso não tem nada a ver com uma oposição à vacinação, mas é simplesmente um fato.

Essa primeira etapa é geralmente seguida por muitos anos sem problemas. Depois infecção (ou melhor, "contaminação") com o vírus neurotóxicos, que – dependendo da localização – danificam o plexo nervoso local e assim preparam o terreno para o segundo estágio – a **perda de controle pelo cérebro.** Numa situação de plena saúde, o estado atual em todas as áreas do corpo, é constantemente verificado e mantido em equilíbrio através de medidas de regulação.

Todos os processos de regeneração são coordenados através do sistema nervoso autônomo, mas isso requer um feedback preciso.

Um foco inflamatório crônico é de fato favorecido por depósitos de metal no tecido, porque isso perturba a função semicondutora da matriz e, portanto, o fluxo de elétrons. Mas seu desenvolvimento já indica uma perda de controle.

Se agora ainda se soma a colonização por ninhos de fungos, a prova está lá. Os fungos são a pior forma de aquisição hostil. Isso pode ser observado muito bem na natureza em árvores desvitalizadas.

O corpo se defenderia disso com toda sua força – se soubesse disso!

Os fungos se valem de toda oportunidade para se multiplicar, e promovem uma corrida contra as células. O desenvolvimento do tumor canceroso é, portanto, uma tentativa de romper o isolamento, promovidos pelos fungos e pela perda associada de informações. Essa afirmação é detalhada em vários capítulos.

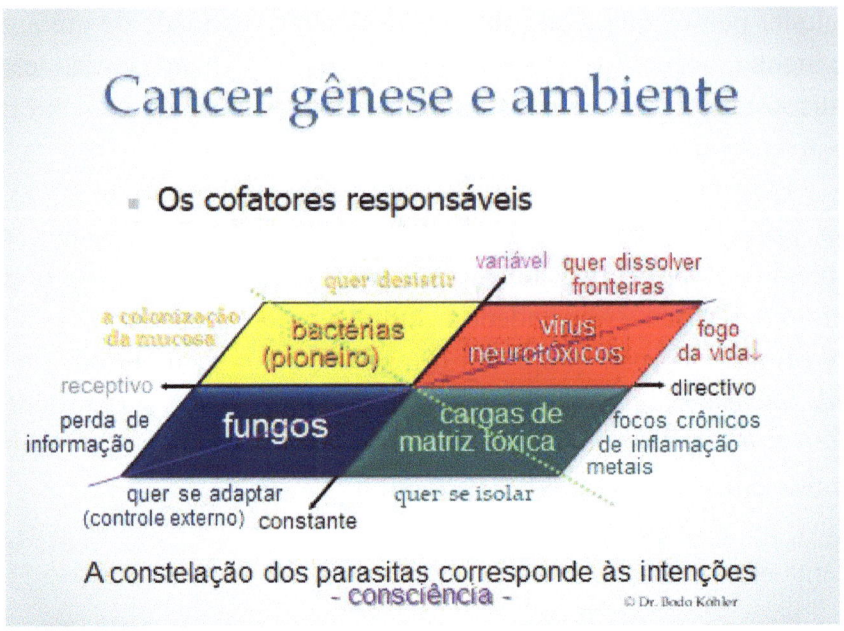

Fig.5: Os co-fatores responsáveis vistos holisticamente

3.4.1. Terreno favorável aos fungos
- ➢ Úmido e quente
- ➢ Sistema imunológico comprometido
- ➢ Alterações hormonais!
- ➢ Depósitos de metais pesados e alumínio
- ➢ Cargas tóxicas por toxinas ambientais
- ➢ Focos de inflamação, com ou sem micróbios
- ➢ Congestão linfática
- ➢ Suprimento sanguíneo fraco, falta de oxigênio
- ➢ Alteração de pH
- ➢ Falta de luz (perda de fótons por não coerência)
- ➢ Doenças degenerativas (descarrilhamento metabólico cataból.)
- ➢ Problemas psicológicos > auto-abandono
- ➢ Perda de autenticidade.

Nâo deve ser negligenciada a situação psicológica, que sempre representa o nível de *consciência,* com suas metas, intenções e emoções.

Por mais interessante que seja a observação dos micróbios e a situação no tecido, nada acontece sem a recuperação de informações do espaço quântico (de cima para baixo). Toda a criação é uma construção da consciência. Através de nossas intenções criamos a realidade e, assim, influenciamos diretamente outras formas de vida. Isso é possível porque nosso DNA, assim como o dos fungos, está em estado quântico e, portanto, é capaz de trocar informações. Entretanto, isso também pode correr na direção errada, com micróbios influenciando nossa psique (por exemplo, toxoplasmose).

De acordo com essas explicaçõcs, não é surpreendente que as células teciduais em determinada área não se comportem mais normalmente e comecem a proliferar. Devido as mudanças de ambiente, os aglomerados de células podem se tornar isolados. Eles perdem o contato e a indispensável possibilidade de trocar informações.

3.4.2. Perda de comunicação
- ➢ As células estaminais se comunicam constantem. com o tecido
- ➢ Se a resposta do tecido falhar, é um sinal de divisão
- ➢ A condição para um *crescimento novo e não controlado* é o *isolamento.*
- ➢ Isso leva a uma perda de controle pelo cérebro (sem feedback).
- ➢ Se houver um congestionamento de elétrons, o tecido se torna fortemente alcalino.
- ➢ As mitocôndrias precisam de muitos prótons (ácido)
- ➢ A síntese de ATP não pode iniciar > queda do potencial celular
- ➢ A apoptose só é possível de forma limitada

Isso leva a pequenas células não funcionais > descarrilamento catabólico.

3.4.3. Perda de relacionamento

- ➢ A condição para a multiplicação desenfreada é o *isolamento*
- ➢ Perda de relacionamen. significa perda abrupta de informações
- ➢ A perda de informações leva a um aumento (não estruturado) da massa
- ➢ As lacunas de informação são preenchidas por parasitas
- ➢ Isso pode levar à escravidão das células
- ➢ Só o meio *ambiente* é quem decide como será o futuro
- ➢ A mudança do meio *externo* cria um novo contexto
- ➢ Como resultado, a consciência estabelece novas prioridades
- ➢ O isolamento é substituído por *novas relações*
- ➢ A coragem de viver surge de novas metas e tarefas

3.4.4. Campo de interferência e seu significado

- ➢ Não existe doença sem um campo de interferência!
- ➢ Os focos indicam um distúrbio das informações estruturais,
- ➢ Não existe campo de interferência sem emoções estressantes!
- ➢ Medo → entrada RIM → cérebro → rede holográfica nervosa
- ➢ *Desmielinização das fibras nervosas por telefonia móvel!*
- ➢ Perda de controle pelo cérebro
- ➢ Depósitos metálicos → ↓dielétrico > ↑parasitas

3.4.5. Perda de ligação

- ➢ O câncer é perturbado na *respiração* interna
- ➢ O câncer é destruído na *estrutura* do tecido
- ➢ O câncer é falta de controle pelo *cérebro*
- ➢ O câncer é um problema dos *rins*!

- ➢ Os rins contêm informações primordiais
- ➢ Os rins significam confiança primordial
- ➢ Os rins são a localização da energia vital
- ➢ ***Os rins asseguram a existência através da conexão!***
- ➢ A conexão significa aumentar a coerência
- ➢ Conexão significa *AMOR*

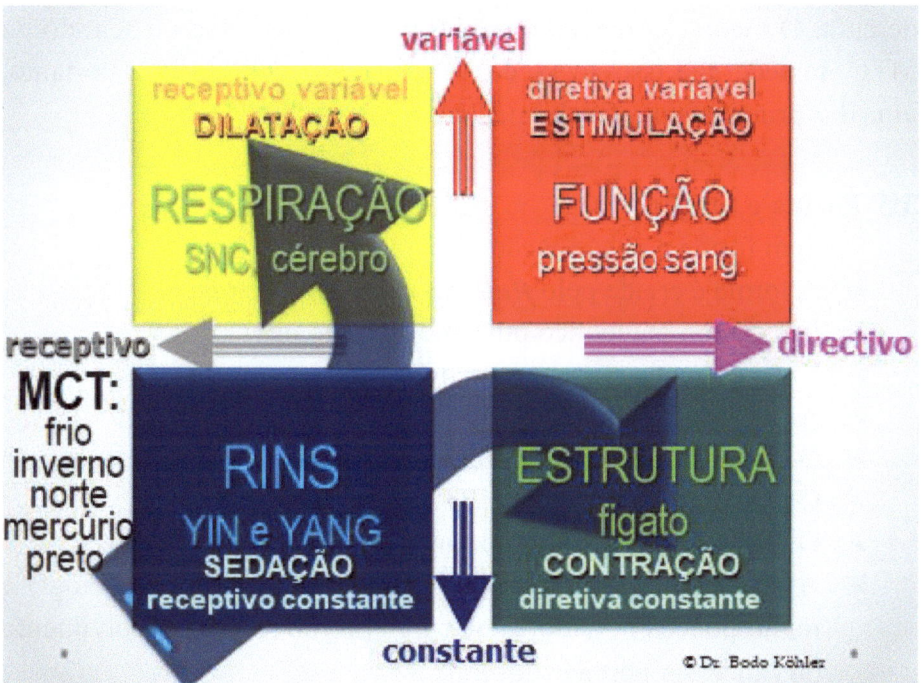

Fig.6: Os rins como um distribuidor central de informações

Todo campo de interferência mostra um distúrbio renal – partes da alma não são desenvolvidas. As ***informações sobre os rins*** servem para ***manter a estrutura*** como um pré-requisito para a ***função***. Eles formam assim a interface para o eixo de separação (fígado).

Dentro da estrutura do *modelo de função neuronal* (Cap.4.5.1.), os rins também controlam os quadrantes amarelo e verde no cubo de Luescher e, através do eixo de integração, o vermelho (liberação de energia).

Os rins também formam o pólo de repouso no organismo para alcançar o estado quântico. Esse é um pré-requisito para todo processo de cura. O medo existencial, como o principal estresse no sentido da MTC, impede que isso aconteça. O resgate da confiança é, portanto, uma das principais tarefas do médico.

3.5. Forma e função

➢ Sem forma não há função
➢ A forma é criada pelo *fluir em direções opostas*
➢ Um campo magnético pulsante é criado nas artérias
➢ Um campo eletrônico rítmico é criado no sist. venoso
➢ As moléculas ionizadas são transportadas eletricamente
➢ O câncer não tem drenagem venosa!
➢ O tecido produz um *depósito de resíduos*
➢ O campo magnético predomina, o campo elétrico é fraco
➢ A discrepância entre um forte campo magnético (E-smog!) e muito poucos portadores de carga promove o desenvolvimento do câncer → perda estrutural
➢ A razão é a *falta de energia de ionização*
➢ A circulação rítmica do sangue é deslocada em favor do influxo

O câncer não cresce, mas se espalha recrutando também células saudáveis e células-tronco migratórias do câncer. Mesmo as células do sistema imunológico (macrófagos no modo M2) são reprogramadas em células cancerígenas.

Isso é favorecido pela perda de calor e energia. O sol desempenha um papel importante nesse processo, pois somos seres leves, e sem fótons suficientes não é possível a transferência de informações.

Prof. Dr. Frank Apperly 1941: "Quanto mais sol, menos câncer".

3.6. Mitocôndria
Abertura por:
NO (+ apoptose de H_2O_2)
CO_2
Acetil-carnitina + ácido lipóico
420 nm (luz UV-C distante)

Fechamento por:
Cálcio!
CO, resfriamento abaixo de 36,5°C
450 nm (perto da luz UV-C)

Mitocôndria
> Número 1500-2500/célula quando jovem (100.000m2 área total)
> Genoma próprio (da mãe), pode sofrer mutações mais facilmente
> Os danos existentes foram transferidos da mãe
> Razões: Deficiência de Mg! Zn, Cu, "vitam." D,C,E,B [3, 6, 9, 12]
> Metais pesados, Fe, Pesticidas, bactérias, vírus, fungos
> Radiação de micro-ondas, telefones celulares, antenas, wifi
> O nível de ATP é controlado nas carótidas
> Aumento devido ao trabalho físico e à irradiação da luz!
> NF-kappaB (inflamaç.) induz a sobrevivência, pára a apoptose
> O vazamento de elétrons gera radicais livres (carboidratos!!!)

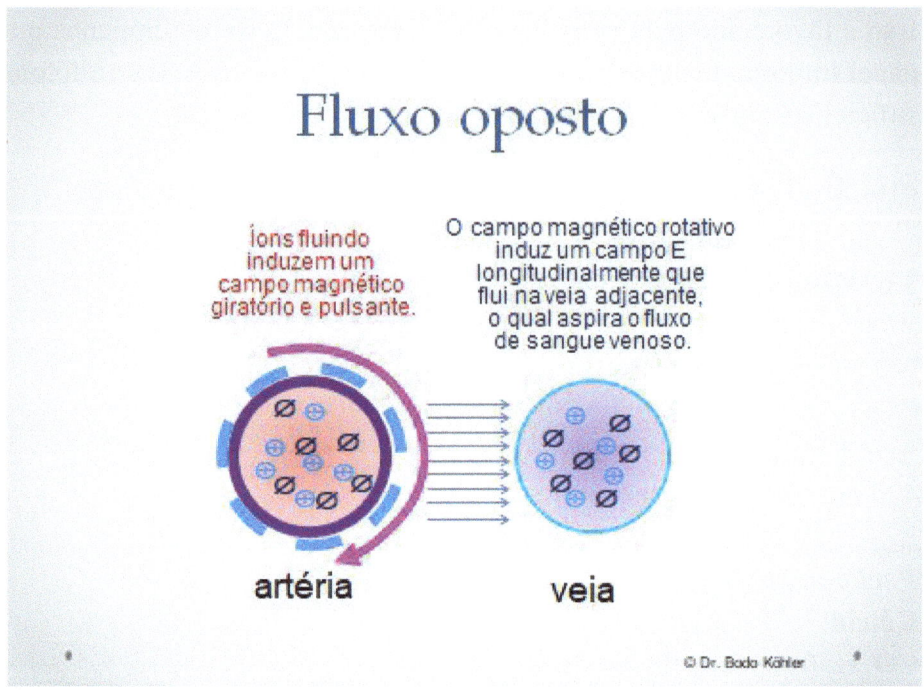

Fig.7: Perda de carga produz estase promotora de câncer

Existe 2 genomas na célula
- ➢ O genoma celular arcaico A (DNA) é o mais antigo.
- ➢ O genoma mitocondrial B (em forma de anel) é mais jovem
- ➢ Genoma B domina o genoma da célula A (DNA)
- ➢ Nas células cancerosas, é o contrário:
- ➢ Controle de DNA (predominante) na produção de energia no citoplasma

Mudanças promovidas:
- ➢ Diminuição do pool de thiois (glutationa, cisteína)
- ➢ Aumenta a oxidação no balanço redox
- ➢ Result.: Insufic. mitocondrial e perda do domínio do genoma B
- ➢ Resulta numa deficiência de prótons e de tiroxina

3.7. Características mentais

➢ Doença: envenenamento do sangue devido ao desequilíbrio – também no câncer!
➢ Discrepância entre percepção e compreens. da desordem bipolar
➢ Essa perda de autenticidade é sentida como medo
➢ O significado dos fatos não é mais aparente (ø bottom-up)
➢ O questionamento crítico se transforma em fé cega
➢ Diagn. Luescher: isolamento no quadrante amarelo (ambiente)
➢ ++4: esperança e expectativa exageradas para o futuro
➢ - - 4: minha INABILIDADE para permitir mudanças e para ajustar a coisas novas (texto original M. Luescher)
➢ O eixo de separação é descarrilado pelo comportamento para-doxal no *quadrante verde* (compare Fig. 1 e 3).
➢ O eixo de integração (recíproca) não pode compensar
➢ O azul é deficiente em comparação com o vermelho
➢ *A transformação de sinais externos é perturbada*
➢ O Vermelho está sobrecarregado, azul precisa de apoio (água)
➢ Perda de informação (azul) significa perda de estrutura → aumento de massa
➢ No estado quântico atemporal (mente) há um alto potencial
➢ O espaço-info e o cell-info estão em interação
➢ *Tudo* é possível; limitado pela falta de imaginação e medo (- - 4, quadrante amarelo)
➢ A seqüência gênica é lida de uma forma orientada para o *sentido.*

3.8. Co-fatores no desenvolvimento da doença

➢ *Necessidades almas* suprimidas (Prof. Grossarth-Maticek)
➢ Foco na doença (→ insignificância!)
➢ *Isolamento* (real ou percebido)
➢ Conflito perm., síndrome da perda depress., ansiedade diabólica
➢ O choque não processado de ter deixado o "caminho" antes
➢ Falta de sentido na vida / propósito na vida
➢ Fuga da vida (amarelo); perda de autenticidade (verde) Fig.1+3

> Calcificação epifisária (gland pinealis), interrupção do contato
> Desnutrição (engorda por carboidratos) *Fungo!* ↓Zinco, vegetarianismo
> *Hormônios* (caminhos incorretos de ruptura), gorduras trans
> Alopáticos, suplementos alimentares nocivos, "vit." D, cálcio, sais alcalinos
> Toxinas do fígado gorduroso (NAFLD)→*Falta de eletricidade fluente no tecido conjuntivo*; geopatia, *eletro-smog*
> Deficiência de ácido estomacal, deficiência de B12, anemia
> *Infestação por parasitas (fungos, coccidia, bactérias, vírus)*
> Deficiência de iodo (aplica-se a quase todos os órgãos) → deficiência de tiroxina
> Deficiência de calor (energia de ionização), *hipotireoidismo*
> *Deficiência solar* (Prof. Apperly: doença da deficiência solar!)
> Distribuição insuficiente de elétrons (pouco alimento biológico fresco)
> Deficiência de magnésio e potássio, excesso de cálcio

As dicas sobre as opções de tratamento já foram dadas. Isso será aprofundado no capítulo 4.7., página 97. Mas já deveria estar claro que um sucesso retumbante só pode ser alcançado com um conceito sofisticado e individualizado que leve em conta todas as facetas.

Isso inclui necessariamente a *eliminação da estase local*, que favorece o crescimento fúngico (a redução da pressão arterial é contraproducente aqui), com um aumento da freqüência cardíaca (iodo em altas doses), através da estimulação da glândula tireóide (com suporte cardíaco: digitalis, estrofantina), um aumento da energia de ionização através de aplicações de calor, mas também a estimulação ativa do *fluxo oposto,* através da aplicação local, controlada por pulso, de corrente direta (LYMPHO*DYN*®).

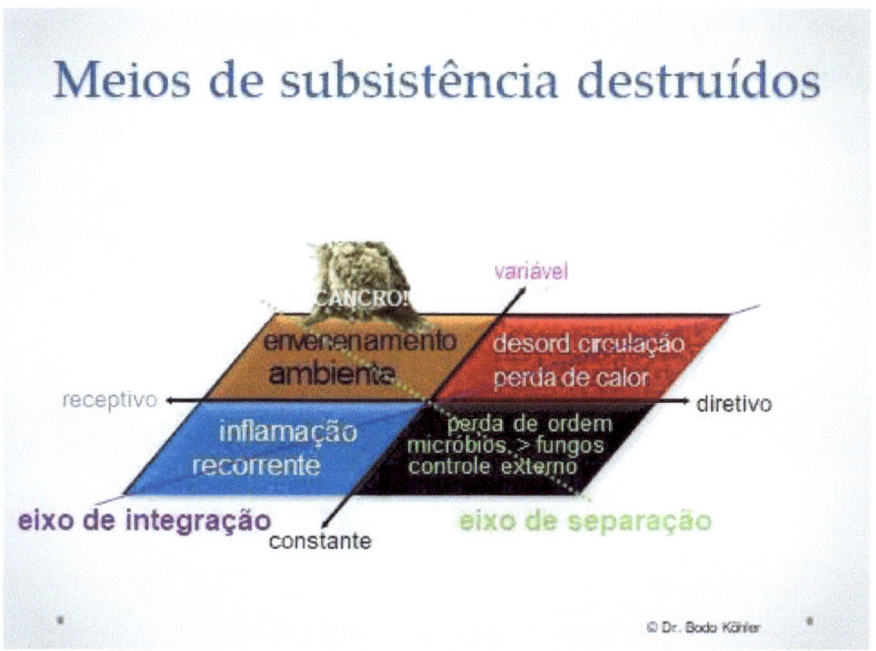

Fig.8: Mudanças nos tecidos como pré-requisito para a gênese do câncer

Naturalmente, o aspecto psicológico e o aumento ativo do calor corporal ainda estão faltando. Isso também será discutido em um capítulo posterior. Aqui, queremos apenas ter a sensação de que essa é uma abordagem completamente nova e, portanto, uma abordagem terapêutica completamente diferente, que leva em conta os quatro pólos, a influência mútua – a interação bipolar – que pode ser vista em todas as áreas da vida, e que pode ser muito bem compreendida com o cubo de Luescher. Bactérias e vírus, por exemplo, estão em uma relação polar e se influenciam mutuamente de forma tão perpendicular quanto os fungos e os metais pesados (Fig. 5, na página 74). O mercúrio, por exemplo, é frequentemente encontrado em nichos de Candida.

Apesar de todas as medidas eficazes, o paciente deve se engajar ativamente na terapia e reorganizar consistentemente sua vida.

A cura funciona espontaneamente quando a fé inabalável no amor curativo de Deus se tornou conhecimento firme e resulta na convicção de uma *cura segura*. Dr. Bernd Zeiger

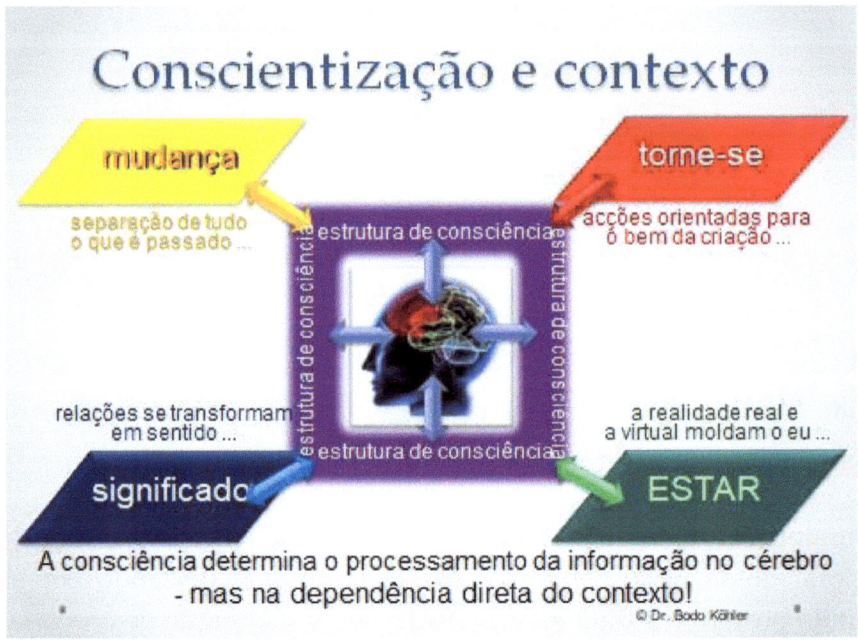

Fig.9: Consciência serve ao todo a partir de um sentido mais elevado

3.9. Estado do terreno mecânico quântico (MQ)

- ➢ Resolução de conflitos!
- ➢ Redução do estresse em todos os níveis, remediação de focos inflamatórios, desintoxicação
- ➢ Remediação dos quartos: geopatia, e-smog, camas de madeira, colchão de espuma

➤ Aceite a situação, deixe-a acontecer, não lute!

➤ Incorporando o significado da existência como um sistema completo

➤ Tomando e defendendo o espaço, experimentando a si mesmo como *um todo*

➤ Terapia de coerência com MRT 503 ou ZMR 703

➤ Meditação, orações, yoga

➤ Música clássica

➤ Banho em água salgada morna (mar primordial)

➤ Visitar lugares de energia

➤ Caminhadas na floresta

3.9.1. Função de controle do cérebro

➤ Alagamento transversal com onda curta (de acordo com o Dr. Schliephake)

➤ Reversão da polaridade do sistema de corrente contínua (muitas horas com NEC 708)

➤ Correção local do metabol. celular (de ac. com o Prof. Schole)

➤ Transferência de informações sobre tumores com Equalizer EQ 103 / MRT 503 para a região cerebral correspondente (feedback!)

3.9.2. Realinhamento

➤ Contexto!

➤ Redesenho do espaço, mudança de lugar, mudança de apartamento....

➤ Entusiasmo por novos objetivos, tarefas para a vida (amarelo)

➤ Não se preocupar, viver a vida por inteiro (vermelho)

➤ Spin-flip: viver em amor incondicional em Deus (Azul)

➤ ***Desenvolv. de uma consciência serviçal para o reino de Deus***

Conclusões

Um erro cardinal na pesquisa do câncer é o foco no tumor. Entretanto, o tumor só pode se desenvolver se o ambiente estiver envenenado. A(s) desintoxicação(ões) insuficiente(s) polui(em) a matriz. A desnutrição, as toxinas ambientais e o electrosmog são os principais culpados.

O congestionamento linfático local, distúrbios da microcirculação, deficiência de oxigênio, aumento de CO_2 no local, deficiência de luz e de elétrons são condições ideais para o crescimento fúngico. Focos frios, inflamação crônica e depósitos de metais pesados têm um efeito de reforço. As bactérias e os vírus desempenham o papel de co-fatores. Eles podem desencadear a propagação de fungos.

Mas nada disso seria possível se o cérebro não tivesse perdido sua função de controle. A degeneração tóxica do nervo local é o responsável por isso. Os danos causados pela vacina e as infecções virais posteriores podem causar a neurotoxidade, mas os aparelhos celulares também contribuem para.

As toxinas fúngicas paralisam o sistema nervoso, danificam o sistema imunológico, o fígado e os rins.

Os fungos isolam os grupos de células, impedindo assim a comunicação. As células tentam recomeçar se multiplicando. O tumor cancerígeno pode, portanto, ser entendido como um segundo embrião. Os fungos e outros parasitas, no entanto, são apenas indicadores do meio envenenado e da perda de controle. Antimicóticos ou similares são, portanto, contraproducentes. Somente a minuciosa reabilitação do meio ambiente interno pode fazer frente a essa competição por controle.

A fixação no tumor (a cada exame!) impede a inspiração de transformá-lo. O "envenenamento do sangue por desequilíbrio" exige equilíbrio em todos os níveis. Além das medidas terapêuticas, a transcendência é necessária. Nada acontece sem um significado superior. Toda doença é a expressão visível de que esse paciente não seguiu seu destino e deixou o caminho.

Já nesse ponto, torna-se claro que as doenças não ocorrem apenas no nível material. Há sempre várias facetas que se entrelaçam como compartimentos. Dessa forma, o desenvolvimento do câncer também pode ser entendido como um processo complexo e dinâmico. Isso tem a vantagem de não termos que tratar todos os níveis, mas apenas aqueles aos quais temos o melhor acesso. No entanto, tem sempre um efeito sobre todo o processo.

Pacientes com os quais temos uma "boa conexão" serão mais fáceis de alcançar o nível mental do que pacientes puramente materialistas, que respondem melhor a métodos "técnicos", como fisioterapia ou infusões.

4. Tentativa de estruturação

Considerando que o câncer deve ser visto como manifestação clara de uma insuficiente capacidade de desintoxicação, que leva a uma intoxicação da matriz, com a conseqüente perda de controle pelo cérebro, então deve ser inequivocamente claro onde uma terapia bem-sucedida deveria começar. Mas há muitas opções. Portanto, vou tentar estruturá-las.

Os 4 fatores de desenvolvimento do câncer
  ➢ *Não há* câncer sem perda de controle pelo cérebro
     o Degen. nervosa através de toxinas, vacinas, vírus, telefone celular
  ➢ *Não* há câncer sem falta de energia de ionização > ↓carga
     o Falta de calor, falta de carga, congestion. linfático, ↓ATP
  ➢ *Não há* câncer sem envenenam. da matriz e focos inflamatór.
     o Todos os depósitos destroem o dielétrico
  ➢ *Não há* câncer sem infestação de parasitas > perda de inform.
     o Fungos etc. causam isolamento de trofoblastos

4.1. Calor corporal

A temperatura corporal de 37°C é a base para todos os processos metabólicos. Se ela cair abaixo de 36,5°C, o ATP não é mais produzido.

Nesse contexto, a energia de ionização entra em cena, pois as moléculas só podem ser processadas em um estado ionizado. Durante a síntese, os blocos de construção individuais são encomendados e reunidos através de linhas de campo elétrico.

A capacidade de produzir calor necessário de forma suficiente é perdida na maioria dos pacientes com câncer, muito antes do início da doença. Quando perguntados quando tiveram febre pela última vez, muitas vezes têm que pensar por um longo tempo.

A propósito, o câncer é considerado uma doença fria na MTC.
A glândula tireóide é responsável pelo calor corporal. Ela vem à tona
em todas as considerações. Não há apenas uma grave deficiência de
magnésio na população, mas também de iodo. Isto se deve ao fato de
que não apenas a glândula tireóide, mas quase todos os órgãos
possuem receptores de iodo. O fígado tem dois tipos desses
receptores. A ingestão através dos alimentos não é suficiente, pois a
necessidade total está na faixa de miligramas (em vez de µg). Além
disso, apenas algumas poucas pessoas comem peixe do mar todos os
dias. Por causa da carga de metal pesado associada, isso também não é
recomendado.

A função tireoidiana pode ser muito bem monitorada pela sensação de
temperatura. Se você congela facilmente, você tem um problema.
Com relação aos valores de laboratório, deve-se ter o cuidado de
garantir que o valor normal para TSH esteja entre 0,8 e 1,2, ao
contrário das indicações habituais, nem mais nem menos.

Selênio, zinco e progesterona também devem ser determinados, já que
as deficiências também afetam a produção de tiroxina.

Por outro lado, torna-se compreensível por que as aplicações de calor,
por exemplo, a luz vermelha, mas especialmente a hipertermia,
mostram tão bons efeitos. A sauna tem um efeito adicional (hormesis),
devido ao forte estímulo de resfriamento.

4.2. Microcirculação e linfático
Não apenas a capacidade de desintoxicação depende da temperatura
corporal normal, mas também a microcirculação. Se a pressão
sanguínea estiver muito baixa ou o coração estiver fraco, ocorre a

estase sanguínea local, que é promovida adicionalmente pelo frio (constrição vascular), mas também pela acidez local (focus de inflamação). Isso é exacerbado pela falta de fluidos e falta de exercício.

Como o suprimento de oxigênio também depende da circulação do sangue, é de se esperar mudanças de pH nessas áreas. Essas mudanças no ambiente enfraquecem as defesas do corpo, e preparam o terreno para os parasitas, especialmente os fungos.

Deve haver um interesse primordial na restauração da linfa e da microcirculação. Como mostrado na Fig. 7 p. 80, os portadores de carga desempenham aqui um papel decisivo. Portanto, o ponto anterior ganha importância adicional, pois sem energia de ionização a linfa e microcirculação não funcionam de forma adequada.

Outra necessidade é o campo elétrico induzido pelas artérias para o retorno venoso, que se forma insuficientemente no caso de má circulação. A estimulação com corrente pulsada direta do exterior pode ser útil aqui (por exemplo, LYMPHO*DYN*®).

4.3. A matriz como dielétrico

Na faculdade de medicina, a física é apenas parte do treinamento até o Physikum (fase pré clinica do curso), o que é um grande erro. Muitas funções corporais são baseadas em processos físicos, e só podem ser compreendidas e interpretadas com o conhecimento apropriado.

O ser humano é um sistema elétrico que é mantido sob tensão por diferenças de carga. Somente com a morte é que todas as cargas elétricas se desfazem. Em processos inflamatórios, isso acontece localmente, muito antes, o que explica a mudança para a degeneração.

A matriz funciona como um semicondutor devido a seu conteúdo de silício. Ele não só permite que os elétrons fluam em uma determinada direção, mas também atua como um armazém de elétrons (dielétrico). Os depósitos tóxicos podem destruir essa propriedade, especialmente os metais pesados. A matriz de tecido conjuntivo não pode mais cumprir sua tarefa como um sistema regulatório básico.

Deve ser dada atenção especial às gorduras desnaturadas (de acordo com J. Budwig), bem como aos metais pesados e, é claro, aos campos de interferência (cf. capítulos 1.3.2, 1.5.3. e 3.4.4.).

Uma limpeza e reabilitação completa da matriz é, portanto, indispensável para todo processo de cura (ver Capítulo 4.7.1. página 100).

4.4. Parasitas

A conscientização sobre os parasitas só foi trazida de volta aos olhos do público por Hulda Clark. No passado, sarna, pulgas, piolhos, vermes, etc., faziam parte da vida – se faltasse higiene. Os fungos estavam menos presentes, pois só são visíveis sob o microscópio. No entanto, eles têm desempenhado um papel importante desde tempos imemoráveis. Os representantes mais conhecidos incluem a Candida albicans e o muito mais perigoso Aspergillus flavus (bolor). Ver Capítulo 3.2. página 65.

O pesquisador de fungos suíço Bruno Haefeli compilou extenso material durante décadas e também fez vídeos sobre sua propagação no organismo. A velocidade e a sua capacidade de mudança são assustadoras. Os fungos podem se adaptar a qualquer meio e durar milênios como esporos (ver tumbas faraônicas).

Infelizmente, temos que desistir da ilusão de que uma terapia fúngica eficaz seria possível. Com os conhecidos antimicóticos não os atingimos, mas apenas induzimos outra forma de vida, claramente mais resistente.

A única maneira de enfrentá-los é criar um ambiente saudável que ofereça ao nosso sistema de defesa as melhores condições para manter o tecido livre de micróbios. Entretanto, isso se torna cada vez mais difícil com o aumento da idade. Portanto, devemos finalmente aceitar que os fungos em nosso corpo não representam uma infecção, mas sim uma condição permanente.

É essa condição permanente – uma simbiose forçada – que está se tornando cada vez mais a norma, pois os fungos utilizam todos os nichos disponíveis e se espalham.

Alguns fungos são bastante úteis. No entanto, todas as formas endógenas conhecidas até agora são prejudiciais, às vezes extremamente prejudiciais. Eles produzem toxinas (ver pontos 3.2.1. e 3.2.1.1), que são fortes venenos para as células. Ao mesmo tempo, esses venenos levam ao isolamento das células, que são assim privadas da troca de informações com as células vizinhas.

As *coccidias* têm efeitos negativos semelhantes, mas são localizadas exclusivamente no cólon, razão pela qual o Prof. Albert Adamkiewicz (Universidade de Viena) as considerou um co-fator do câncer de cólon, especialmente a forma Sarcocystis.

4.4.1. Isolamento

Esse conceito tem uma posição chave na compreensão do desenvolvimento do câncer. Como W. Zoech já explicou, temos que partir de um trofoblasto embrionário até chegar ao tumor, assim como as células estaminais crescem até as células teciduais. Entretanto, a diferença é que células estaminais imigradas podem ser providas com as informações necessárias para diferenciação pelas células vizinhas, enquanto o trofoblasto isolado por fungos não pode.

A transferência de informações acontece com os chamados complexos de intercâmbio de energia e informações (CIEIs). Os CIEIs é uma nuvem de elétrons que carreia fótons solares portadores de informações, ou foram criados a partir deles, sob certas condições de ressonância muito sensíveis (Fig. 2, página 23). Os fungos (e outros parasitas) podem perturbar consideravelmente esses campos de informação porque os CIEIs oscilam de forma muito coerente.

Nesse ponto, deve ser enfatizado com toda a clareza que todas as funções corporais representam aspectos da consciência, que não são possíveis sem um meio de mediação entre matéria e espírito. Na mecânica quântica, assume-se um estado quântico que é indispensável para o trabalho de nossa alma.

Nossa alma nos conduz através das *necessidades* para viver ao máximo e ganhar experiência. Isso inclui muitas relações, mudanças em todos os níveis e comunicação intensiva. Qualquer negação por medo da vida, qualquer retração até o isolamento, é absolutamente prejudicial à nossa saúde. Isso também pode acontecer em eventos repentinos por perda. Tal desenraizamento pode ser o gatilho para o câncer. Não raro, surge o desejo de morrer.

Reduzir o medo, trabalhar os traumas, resolver o choque e gerar nova confiança são componentes centrais de qualquer terapia.

4.5. Circuito de controle neural

Todos os estados e todas as ações do organismo são relatadas ao cérebro através de fibras nervosas aferentes. Surpreendentemente, pouca ou nenhuma conexão com a medula espinhal foi encontrada em pacientes com câncer de mama! Esse déficit de informações deve levar automaticamente a falhas de funcionamento. É de se esperar um aumento dos sinais de crescimento porque a área em questão é inevitavelmente registrada como "vazia", sem feedback para o cérebro. Assim, os focos de inflamação e ninhos fúngicos podem se desenvolver sem serem perturbados.

A questão quanto à causa da perda da fibra nervosa, surge naturalmente. Além das razões já mencionadas acima, entra em jogo outro gatilho. Os nervos regridem quando não estão em uso, por exemplo, quando os *receptores no tecido estão bloqueados*. Os alcalóides são toxinas fúngicas semelhantes aos hormônios e capazes de causar tais bloqueios.

F. Boesser teve sucesso com *antídotos* de alcalóides em seu tempo, por exemplo, o ergot. Mas o extrato de chá verde também funciona nessa direção, assim como o tanino.

No passado, as infusões de colesterol eram utilizadas com sucesso. Isso faz sentido porque os alcalóides possuem estrutura molecular bem semelhante ao colesterol. Desse modo, os alcalóides podem ser deslocados competitivamente pelo colesterol.
Antes da era antibiótica, o colesterol também fazia parte do repertório terapêutico e podia salvar vidas porque, como um componente importante da membrana, protegia as células de ataques.

A perda de nervos aferentes é um sério obstáculo à cura e aumenta o risco de recidiva.
Para preencher a lacuna, a área cerebral correspondente deve ser provida com as informações que faltam via biofeedback. O MRT 503 e o Equalizer EQ 103 são adequados para esse fim.

4.5.1. Sistema de corrente contínua arcaica

Além do bem conhecido sistema nervoso complexo, a forma arcaica ainda existe, e pode ser encontrada nos anfíbios, por exemplo. É um sistema de corrente direta que funciona através das bainhas de Schwann, e forma uma rede neural. O que há de especial é a polaridade (fronte negativa, pescoço positivo), e que pode ser revertida em caso de doença. Sob certas circunstâncias os mesmos estímulos terapêuticos suscitam respostas de forma contrária. Um comprimido para dormir, por exemplo, pode fazer você se sentir mais alerta.

Isso não é, de forma alguma, tudo. Essa rede forma hologramas maser (na faixa de microondas) que mapeiam todas as estruturas. Esses são praticamente os trilhos-guia nos quais nossas células crescem e formam órgãos. E, aqui também, reside um problema ao mesmo tempo.

Como são microondas que formam interferências, elas podem interferir com outras microondas (rádio móvel!) através da sobreposição, e ser significativamente perturbadas. A propósito, isso também afeta os CIEIs descrito acima.

Além disso, os celulares levam a uma desmielinização dos nervos e destroem a base para esses hologramas. É assim que os efeitos promotores de câncer da radiação técnica, e das zonas de interferência geopática, podem ser fisicamente explicados.

A renúncia absoluta a essas técnicas de comunicação é, portanto, imperativa!

4.6. Integração

Câncer significa separação, pois rompe com a ordem existente, promove a perda da coerência e, portanto, da coesão das células e tecidos. Entretanto, os pré-requisitos que um sistema vivo precisa para sua manutenção e constante renovação são raramente discutidos nesse contexto.

A matéria por si só não é capaz de gerar vida, mesmo que isso seja tentado repetidamente. Os componentes da matéria precisam de um plano e de uma força que os una. Sabemos pela mecânica quântica que a matéria pode apresentar um comportamento inteligente. Mas como isso poderia funcionar como blocos de construção sem sentido?

É claro que não funciona sem um elemento de controle em segundo plano, e isso nada mais é do que nossa alma.

Todas as atividades de nosso organismo, até o metabolismo celular, são uma expressão do poder de trabalho inteligente de nossa alma, que atua como um mediador entre espírito e matéria.

A alma não faz nada sem sentido. Ela segue o plano divino estabelecido no espírito, como expressão da consciência superior. Se interferirmos com nossos pensamentos e atos, isso é tolerado por um curto período.

A todos é permitido cometer erros. Mas se o desvio se torna cada vez maior, somos advertidos com sintomas.

A próxima etapa é então uma doença (por exemplo, inflamação com um caráter focal). Se não houver nenhuma percepção, o câncer segue como uma conseqüência lógica em algum momento.

Essa visão filosófica pode nem sempre se aplicar porque, como é bem sabido, pode haver outras razões. Mas deixa o princípio claro. Somos seres espirituais que (deveriam) servir a toda a criação, mas muitas vezes não consegue resistir às tentações materiais. E aqui fica clara uma grave deficiência de percepção – a criação de Deus é uma construção de amor. Somos inundados por ela e podemos senti-la quando entramos em ressonância com ela, por exemplo, em uma oração ou meditação.

"O amor é a força que mantém o universo unido". H.-P. Duerr

No entanto, podemos muito facilmente optar por não gostar desse amor, rejeitando certos aspectos da vida. Nada é ruim por si só.

Depende exclusivamente de nosso julgamento. René Egli, Suíça, escreveu em seu livro "Das LoLa Prinzip" (O princípio do deixar ir): "Toda a miséria nessa terra começa com valores e julgamentos".

Ao rejeitar situações ou certas pessoas, limitamos cada vez mais o raio de ação de nossa alma. De acordo com a Lei Hermética, isso afeta nossa estrutura e nossa função. O que não é necessário regressa. Dessa forma, iniciamos um desenvolvimento que pode levar ao câncer "completamente inesperado" após muitos anos.

Sem uma abordagem amorosa de nós mesmos e de toda a criação, a saúde e o bem-estar não podem ser alcançados a longo prazo. É para lá que o paciente com câncer (e também qualquer outra pessoa cronicamente doente) deve retornar. E isso só pode ser feito transformando todas as experiências e memórias "negativas" através de uma perspectiva recém conquistada. O perdão, a aceitação de todos os eventos estressantes e o retorno ao estado quântico é o principal trabalho que o próprio paciente deve fazer. Assim, até mesmo uma doença grave cumpriu seu propósito. Essa é a lei.

4.7. Conceitos terapêuticos
Embora a perda da função do sistema regulador básico de acordo com Alfred Pischinger – nossa matriz – esteja causalmente em primeiro

plano em cada doença crônica, o câncer difere dele em um ponto essencial:

Um tumor canceroso só pode se desenvolver no caso de **perda de controle pelo cérebro** e perturbação do **padrão holográfico da radiação maser** que penetra em todas as células e órgãos.

O objetivo principal deve ser, portanto, criar novamente as condições para isso.

Uma terapia abrangente é, portanto, subdividida em

➢ Apoiar a regeneração nervosa e evitar agentes nocivos (telefones celulares, W-LAN, telefones sem fio) a fim de restaurar o holograma maser, que é indispensável para a estrutura e ordem.

➢ Aumentar a energia de ionização através da ativação da tireoide (a tiroxina também promove a neurogênese). A temperatura corporal de 37°C não só produz bem-estar, mas é um pré-requisito para a produção de ATP.

➢ A estimulação da função de desintoxicação e o suporte dos rins, intestinos e fígado é condição sine qua non, porque as tensões das matrizes podem surgir em primeiro lugar devido ao desempenho insuficiente. O calor corporal também desempenha um papel aqui.

➢ Iniciar uma mudança de consciência no paciente através da educação. Assumir a responsabilidade e o amor-próprio não deve ser negligenciado em nenhum tratamento. Caso contrário, não podemos falar de cura.

O câncer é curável, mas não de fora. Para isso, o conhecimento e a convicção devem ser trabalhados em conjunto com os pacientes. Isso é muitas vezes trabalhoso e não raro falha. Muitos pacientes estão desanimados e se resignaram porque normalmente não queriam tentar "uma alternativa" até que estivessem em estado avançado. Eles não podem ser responsabilizados por isso, pois é um problema da falta de treinamento oncológico *abrangente* de muitos colegas.

Não se trata de "eliminar" um tumor indesejado, mas de reintegrar áreas separadas.

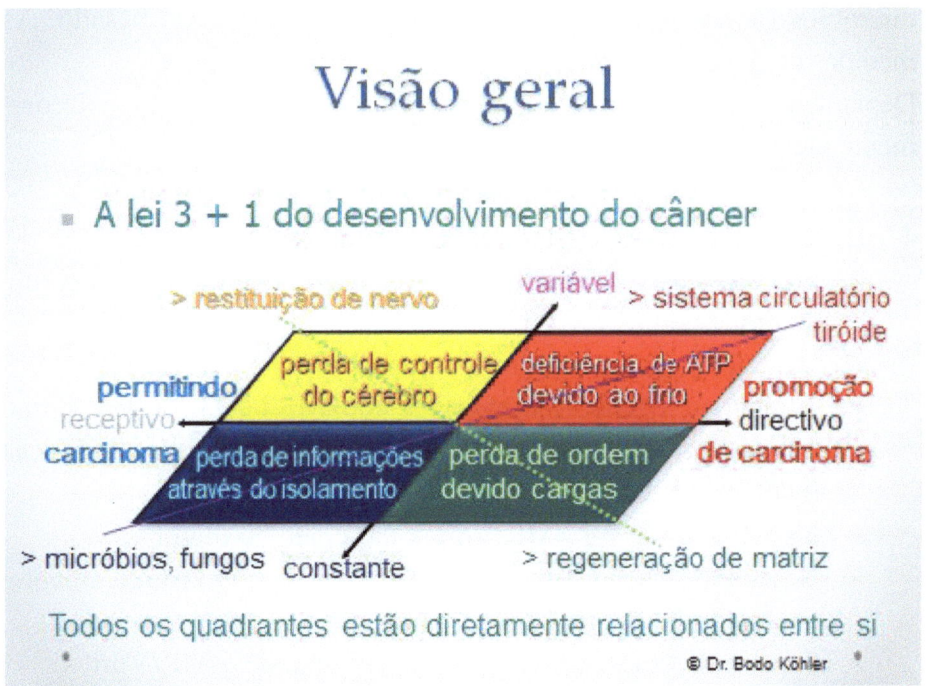

Fig.10: Causas do desenvolvimento do câncer e medidas para combatê-lo

Se for possível remover o tumor sem causar danos adicionais ao paciente, isso pode ser muito útil para reduzir o medo, mas não é o objetivo principal.

Implementação prática

Há métodos que têm um efeito imediato, outros levam mais tempo. Uma vez que a redução da ansiedade e a criação da confiança estão entre os pré-requisitos necessários para a cura, resultados rápidos são importantes. A sensação de bem-estar mostraria imediatamente que o tratamento está funcionando.

As múltiplas cargas de material tóxico na matriz juntamente com os micróbios (nunca devem ser negligenciados) é um fardo pesado. As medidas de desintoxicação devem estar em primeiro plano.

Dependendo da conformidade, os seguintes métodos são extrema-mente úteis:

4.7.1. Desintoxicação e regeneração da matriz

➢ Ingestão de aproximadamente 4 a 5 litros de água de nascente diariamente (> 21°C)
➢ Muito chá verde, 10 min. de água fervida (Ayurveda)
➢ Terapia de regeneração matricial com MRT 503
➢ Massagens de tecido conjuntivo e drenagens linfáticas (nenhum contra-indicação)
➢ LYMPHO*DYN*® e ZMR/Vortex na região do tumor
➢ Descontaminação focal com TIB, procaína ou cirurgicamente, por exemplo, dentes
➢ Suporte dos rins (rabo de cavalo, goldenrod), ZMR/Vortex
➢ Eliminação depósitos de gorduras trans, desintoxicação do fígado segundo Moritz, enemas de óleo (Budwig),
➢ enemas com café orgânico de montanha mexicano

➢ Hidroterapia do cólon e simbiontes intestinais, Colostro

➢ Infusões de procaína (sem adição de bicarbonato)

➢ Terapia sanguínea autóloga, HOT, terapia com altas doses de ozônio

➢ Terapia Baunscheidtiana, método de purificação da Aschner

➢ útil: calor (hipertermia, luz vermelha, sauna)

➢ Solução de Lugol (FP → 120) com suporte cardíaco (digitalis)

➢ ↑Circulação, ↑drenagem (venosa, linfática > LYMPHO*DYN*®)

➢ Terapia da luz (laser local, luz vermelha), laser de luz vermelha i.v.

➢ Mudança de pH com ácidos (cítricos, vinagre) > neutro

➢ Insuflação de ozônio retal

➢ Balneoterapia (Stanger, Kneipp)

➢ Jejum mais curto ou mais longo (de acordo com a constituição)

➢ Atividade esportiva com suor, Hormesis

➢ Terapia de som básica de acordo com o Prof. Vemu Mukunda

➢ Sofá de som, aplicação de som local

➢ Polaridade correta do sistema de corrente contínua (NEC 708)

➢ Fótons coerentes →ZMR/Vortex, MRT 503, Equalizer EQ 103

➢ Elétrons + prótons → Budwig dieta, MRT 503

As abreviações listadas referem-se aos procedimentos terapêuticos do Terapia de Informação Biofísica TIB (ver na literatura "Terapia de Informação Biofísica" TIB).

Esses e outros procedimentos também servem para trocar gradual-mente a água corporal com as informações patológicas armazenadas, para equilibrar o valor do pH no tecido (norma 7.0) e para restaurar seu ritmo dia-noite.

O sucesso pode ser visto na urina: aproximadamente pH 5 pela manhã, 7 ao meio-dia, 5 à noite.

Isto não tem nada a ver com o pH do tecido, mas reflete a função do fígado. Se o ritmo descrito acima estiver correto, este é um dos pré-requisitos para a função normal de desintoxicação.

O ritmo pode ser apoiado por metionina (SAM-e) à noite e citrato de potássio pela manhã. A dosagem depende do pH da urina.

4.7.1.1. Degradação das toxinas fúngicas

- ➤ Os fungos não podem ser mortos; eles se transfor. sob estresse.
- ➤ Cogumelos medicinais (levedura de cerveja! Reishi, Maitake, Shitake, Chaga etc.)
- ➤ Avermectins (Ivermectin) "Scabioral", "Driponin".
- ➤ Nosódios fúngicos (de acordo com o resultado do teste)
- ➤ Neutralizar alcalóides tóxicos com infusões de colesterol
- ➤ Terapia de sangue autóloga
- ➤ Plasmaférese ou aférese
- ➤ Tannin, CurSiMag®, *Secale cornutum D3*
- ➤ Substânc. ácidas: purê de limão (com casca), vinagre > alcalino
- ➤ Mudança de dieta de acordo com o grupo sanguíneo;
- ➤ ↓carboidratos ↑óleos ómega (óleo de krill)
- ➤ **Coccidia:** enemas de café, hidroterapia de cólon, ozônio local
- ➤ Orégano, alho, própolis, óleo de coco, taraxacum
- ➤ Treinamento para o exercício
- ➤ *Sol!* → Energia de ionização

4.7.1.2. Procedimentos adjuvantes

- ➤ Terapia Galvano de acordo com Pekar/Nordenström
- ➤ Terapia de calor com ondas de rádio localmente (próstata)
- ➤ Hormônios (carcinoma de mama e próstata) testosterona, progesterona, estriol

➤ Óleos ELDI de ac. com J. Budwig, dieta de bagaço de linhaça
➤ Terapia laser local (metástases, Prof. Vogel D-FFM)
➤ Terapia de ac. com Max Gerson (Tijuana México, sucos de vegetais, enemas)
➤ Modelo de hanseníase (ZMR/Vortex, tratamento com nosódios hereditários)
➤ Homeopatia Banerji, Ayurveda
➤ Terapia com células estaminais (Dr. Nesselhut, D), cura células frescas de timo THX e PPX
➤ Terapia da febre ativa (vírus, de acordo com o Dr. Thaller, D)
➤ Terapia tonal básica (de acordo com o Prof. Vemu Mukunda)
➤ Treinamento de autonomia (Prof. Grosshardt-Maticek)
➤ Terapia do riso
➤ Passagem de dois animais (com soro)

4.7.1.3. Medicamentos e suplementos alimentares
➤ Zeólito (absolutamente natural sem metais pesados!) **(KlinSiMag® / CurSiMag®)**
➤ Enzimas proteolíticas (KaRazym®)
➤ Minerais e vitaminas por teste, MAP® (aminoácidos)
➤ Ácido α-lipóico, acetilcarnitina, infusão de S-acetil-glutationa
➤ Metformina (madressilva), Tagamet
➤ Ativação hepática (silimarina, taraxacum, ornitina, Gelum®)
➤ Nenhuma ativação (arginina 6g noite)
➤ Mistletoe, incenso africano
➤ Houttuynia, Takuna (antiviral para herpes, EBV, citomegalia)
➤ Banderol, Samento (antibacteriano para Borrelia, Clamídia)
➤ Nosodes de bactérias, vírus, vacinações (seg. testes)
➤ Resveratrol (vinho tinto), Astragalus

- Terpenos (óleos essenciais, como limoneno, funcho, cominho, hortelã-pimenta, alecrim), valeriana, azeitonas; ginkgo, cravo-da-índia, casca de bétula; carotenóides, piperina (pimenta preta)
- casca de maçã, mirtilo, groselha (cozido), ervas selvagens, catechins (cacau, chá verde)
- Iodo, selênio, zinco, magnésio, tirosina (ver capítulo 4.7.3)
- fortalecimento do coração com glicosídeos, espinheiro, Q 10, NADH
- Melatonina alta dose (20 mg noite), 5-HTP, SAM-e
- **Glucosa-K2®** (descalcificação epifisária, renovação matriz)
- florais de Bach, baixa dose de naltrexona (esquizofrenia, vício)
- ácido peroxodissulfúrico (fortemente diluído 3cdc diariamente) ↑radicais

O ácido sulfúrico especial ($H_2S_2O_8$) estimula a formação de radicais na célula tumoral, o que promove a diferenciação.

Essa lista não está, de forma alguma, completa. No curso seguinte, alguns aspectos serão acrescentados. Acima de tudo, destina-se a fornecer elementos para reflexão. Mas isso não pode ser repetido com freqüência suficiente. Primeiro ou em paralelo, mas não menos importante, o ambiente celular deve ser reabilitado e as causas responsáveis por isso devem ser eliminadas!

A fim de dificultar a vida dos parasitas e recuperar o terreno perdido, as medidas recomendadas de acordo com o ponto 4.7.3. são urgentemente recomendadas.
Paralelamente, como é de se esperar um tempo de espera mais longo, ocorre a restituição do holograma maser, que é necessário para a construção da estrutura. Não é negociável, entretanto, *a renúncia total*

dos telefones celulares & Co. (também telefone W-LAN e telefone sem fio). A escolha depende das possibilidades na prática.

4.7.2. Restauração dos nervos

➢ Reabilitação geopática do local dos dormitórios
➢ 7-9 horas de sono, quarto escuro, ruído reduzido, 18°C de temperatura ambiente.
➢ Reversão da polaridade da corrente contínua com NEC 708
➢ Biofeedback com o cérebro (MRT 503, Equalizer EQ 103)
➢ Terapia com ZMR / Vortex
➢ Pulsação por corrente contínua (LYMPHO*DYN*®), freqüência Schumann
➢ Remoção de amálgama, cádmio, chumbo, alumínio
➢ Eliminação de danos da vacina (com TIB), toxinas ambientais (dioxina!)
➢ Terapia neural, infusões de procaína (sem bicarbonato)
➢ Fluxo cruzado através do cérebro (onda curta de acordo com o Dr. Schliephake)
➢ Vitaminas B + monofosfato de uridina (Keltican forte)
➢ Partenolide (ervas da mãe), α ácido lipóico, acetil-L-carnitina
➢ Fosfatidil serina, óleos ômega 3 (óleo de krill ou óleo de linhaça)
➢ Dieta cetogênica, gordura de coco, extração de óleo pela manhã
➢ Luz coerente (laser), luz vermelha (630 nm)
➢ Organoterapia (WALA, Regeneresen)
➢ Música (também como CD Haffelder), cantando, cantarolando no tom fundamental
➢ Sexo regular, terapia de riso,
➢ Caminhadas na floresta e muito sol, aromaterapia
➢ Estimulação da glândula tireóide ver ponto 4.7.3

Todas as medidas dependem de uma função normal do metabolismo de todas as células. O pré-requisito para isso é uma *dieta equilibrada com ingestão de carboidratos muito reduzida*, alinhada com o grupo sanguíneo.

A glândula tireóide desempenha um papel especial na regulação dos 4 pólos do metabolismo celular de acordo com J. Schole (Fig.1). Também é responsável por garantir que a *energia de ionização* seja suficientemente alta. Portanto, depende disso quantos transportadores estarão disponíveis. Somente na forma ionizada os componentes dos alimentos podem ser processados. Caso contrário, ocorrerão deficiências.

A outra área importante é o fluxo de sangue venoso, que depende também da ionização, e o fluxo da linfa, para que a estase local não ocorra. A estase pode preparar o terreno para os parasitas, especialmente os fungos.

4.7.3. Ativação do desempenho da tireoide

➢ Algas marrons (Kelp, Ecklonia cava) em altas doses
➢ Solução de Lugol (PF →120) sob suporte cardíaco (digitalis)
➢ Selênio (300-900 µg), zinco (80 mg) à noite
➢ L-tirosina (dopamina, tiroxina)
➢ Magnésio (300-600 mg)
➢ Reposição de tiroxina (somente se TSH >> 1)
➢ Compensar os déficits de progesterona de acordo com os resultados de sangue
➢ Redução de anticorpos via terapia sanguínea autóloga
➢ Organoterapia (Regeneresen, WALA)
➢ Terapia neural local (2x1 ml 1% procaína)
➢ Suporte do fígado (caminho de degradação T4 > T3)

Sem sentido e objetivo, a vida não vale a pena ser vivida. O câncer é o sinal externo de **auto-sacrifício**. Um desejo de morte é projetado para o futuro.

Nenhuma cura pode ocorrer sob essas circunstâncias. O auto-sacrifício é polar oposto ao "entusiasmo pela vida". Esse "spin-flip" deve ser trabalhado em muitas conversas individuais.

4.7.4. Mudança de consciência

➤ Resolução de conflitos, perdão, perdão (mãe / pai!!!)
➤ Reapreciação do evento desencadeante, principalmente perda
➤ Resolução de choque (ZMR/Vortex, MRT 503, Equalizer 103)
➤ O paciente deve estar compromet. com a verdade, sem mentiras
➤ Realizar necessidades anímicas reprimidas > novas relações!
➤ Família, amigos, trabalho, hobby, ambiente
➤ Casa, local de residência, país versus cidade
➤ Tarefas novas e significativas; retorno à autenticidade
➤ Entendendo a doença como uma tarefa de aprendizagem
➤ Assumir responsabilidade pela vida; aprender o amor-próprio!
➤ Da consciência do tomador à consciência servidora
➤ Buscar conscientemente o estado quântico
➤ Meditação, treinamento autogênico
➤ Alimento da alma: poesia, música, pintura, experiências com a natureza
➤ Aromas, cores, caminhadas na floresta
➤ Ver-se como uma parte indispensável da criação de Deus
(ver também capítulo 3.9.2. "Realinhamento" p. 85)

Como já explicado nos capítulos anteriores, o tumor em si é tomado apenas como **referência** para documentar o progresso da terapia. Isso nem sempre é possível, pois não é raro que os pacientes decidam se submeter a um tratamento naturopático somente após uma operação. Há outros parâmetros, por exemplo, marcadores tumorais.

Além disso, especialistas experientes em câncer podem certamente tentar infiltrar o tumor com bicarbonato se a localização for favorável, com inibição simultânea da anidrase carbônica com acetazolamida. O mesmo se aplica à terapia Galvano de acordo com Pekar / Nordenstroem.

W. Zoech, após estudar a literatura, bem como usando a sua própria experiência, sugere o seguinte para o tratamento de tumores locais (citação):

"Em princípio, a terapia é bastante simples, na medida em que grandes quantidades de bicarbonato são oferecidas à célula cancerígena[1], que ela "avidamente" importa e ao mesmo tempo se bloqueia a anidrase carbônica[2], o que leva a um aumento fulminante do ácido carbônico intracelular. O fornecimento de bicarbonato leva à acidificação (sic!) se a anidrase carbônica (acetazolamida "Diamox") for bloqueada ou inibida, porque o ácido carbônico, que não se decompõe, se ajusta espontaneamente a um pH de 6,5. A célula cancerígena morre por envenenamento por ácido carbônico".

Referência da fonte:

1) Robey IF, Baggett BK, Kirkpatrick ND, Roe DJ, Dosescu J, Sloane BF, Hashim AI, Morse DL, Raghunand N, Gatenby RA, Gillies RJ "Bicarbonate Increases Tumor pH and Inhibits Spontaneous Metastases" abstrato citação:„…This treatment regimen was shown to significantly increase the extracellular pH, but not the intracellular pH, of tumors by 31P magnetic resonance spectroscopy and the export of acid from growing tumors by fluorescence microscopy of tumors grown in window chambers." Cancer Res 2009; 69: (6): 2260-8, March 15,2009

2) Xue-Jun Li, Yang Xiang, Bing Ma and Xiao-Qiang Qi "Effects of Acetazolamide Combined with or without NaHCO3 on Suppressing Neoplasm Growth, Metastasis and Aquaporin-1 (AQP1) Protein Expression" Int. J. Mol. Sci. 2007, 8, 229-240, 13 March 2007

4.7.5. Dissolver o cobertura ácida do tumor

➢ Injetar bicarbonato localmente (!)

➢ Inibidor de carboanidrase (por exemplo, Diamox 3 x 250mg – cuidado ↓K)

➢ Equalizar a distribuição de elétrons (usando TIB)

➢ Gelum *original* 3 x 30/dia (de acordo com o Dra. Fryda) → Butirato

➢ Infusões de procaína com citrato de magnésio (*sem* bicarbonato)

A injeção local de bicarbonato em combinação com acetazolamida é bastante promissora sistemicamente no caso de tumores que não são muito profundos e já foram usados muitas vezes. Mas apesar de tudo, isso não resolve o problema básico, ou seja, o ***envenenamento do ambiente celular***, que em última análise é também responsável pela perda de controle pelo cérebro.

Mas cada medida que traz uma redução tumoral e pode ser realizada com relativamente pouco esforço e poucos efeitos colaterais cria esperança e confiança. Sob nenhuma circunstância, no entanto, deve ser deixado assim! Porque a causa não foi trabalhada, e as recidivas ocorrem com frequência.

Portanto, uma seleção dos pontos mencionados no item 4. ainda é necessária para se chegar à raiz do problema. Só então poderá ser alcançada uma verdadeira cura e de fato, *o câncer é curável!*

É dada prioridade à desintoxicação e ao tratamento da causa raiz. Consiste na resolução de conflitos e na transcendência do evento desencadeante. A tolerância se transformou em fraqueza com intolerância para consigo mesmo, portanto, autoengano, incongruência.

Não foram tomadas decisões importantes, mesmo ao ponto de auto-sacrifício. A conexão com o presente estava completa-mente ausente.

Somente quando o significado superior é compreendido é que a cura pode acontecer.

Conclusões

Cada pessoa é um indivíduo inconfundível e, em caso de doença, também precisa de uma terapia que seja feita sob medida para ele o mais precisamente possível.

*Portanto, há muitos pontos de partida que precisam ser levados em consideração. Isso pode ser confuso no início, e é por isso que o tratamento sem hierarquia não é orientado a objetivos. No entanto, há alguns pontos que praticamente sempre entram em jogo e que nunca devem ser negligenciados. Esses incluem **a temperatura corporal**, em que glândula tireóide é a principal responsável. Muita gente tem uma desordem nesse importante órgão, mas não a detecta. Aqui, a intervenção profilática já poderia ser aplicada.*

*Outro ponto é a **circulação**, especialmente nos capilares microscópicos (microcirculação) e nos finos vasos linfáticos.*
Especialmente aqui, freqüentemente ocorrem distúrbios de fluxo, que podem preparar o terreno para os parasitas. Esses são os principais responsáveis pela perda de informações vitais, especialmente para a diferenciação das células estaminais.

*O ser humano é um **sistema de alta tensão elétrica**. Todas as funções corporais se baseiam nessa tensão. Os portadores de carga mais importantes (além dos íons) são os **elétrons** (desacidificadores, portadores de experiência), com a contrapartida dos prótons, que acidificam o tecido. Essas conexões estão em primeiro plano.*

Entretanto, eles não recebem nenhuma atenção em uma prática orientada pela medicina ortodoxa.

*A formação do **holograma maser**, formado pelo sistema nervoso arcaico, é o modelo para todas as formas (órgãos etc.), e depende da tensão elétrica.*

*A função nervosa também funciona eletricamente, assim como a regressão das fibras nervosas está relacionada a uma **perda de tensão**.*

*O **ambiente** na família e no local de trabalho (contexto) não deve ser subestimado. Cada curso de doença, mas também de cura, é fortemente desencadeado por esse contexto. As tensões muitas vezes têm raízes profundas que remontam à **infância**. A **relação entre mãe e ou pai** desempenha um papel decisivo. Muitas tensões e conflitos na vida podem ser rastreados a partir disso.*

Eles podem se materializar como campos de interferência. Psicotrauma, inflamação crônica, poluição por metais pesados e parasitose estão geralmente ligados, o que requer um conceito terapêutico abrangente.

Durante o diagnóstico, todos esses pontos devem ser esclarecidos e, em seguida, deve ser feita uma seleção específica a partir das sugestões de tratamento dadas. Nada deve ser negligenciado!

*A **dissolução do tumor** é um bom sucesso. Mas isso só serve à paz de espírito do paciente. Não tem nada a ver com a cura. Isso deve ser entendido neste ponto, o mais tardar. Caso contrário, recidivas devem ser esperadas.*

5. Prevenção e diagnóstico

O melhor tratamento do câncer é não o ter. Portanto, a prevenção deve e pode ser feita sempre que possível. Surpreendentemente, o câncer tem muito a ver com a inflamação.

A inflamação (não a infecção), por sua vez, tem muito em comum com os processos de envelhecimento. Prevenção significa, portanto, não apenas profilaxia, mas também mais vitalidade. É por isso que o foco está na inflamação.

5.1. As consequências da inflamação crônica
➢ Paralisação da regeneração celular (descarrilamento anabólico)
➢ Sobre-estimulação dos fatores de crescimento > risco de câncer
➢ Aumento da formação de novos vasos sanguíneos
➢ Fibroblastos senescentes ativam EMT > risco de câncer
➢ Ativação da telomerase
➢ Destruição da matriz extracelular por metaloproteinases
➢ Ativação de receptores hormonais anabolizantes (dominância de estrogênio)
➢ Falta de reparo de DNA, mutação mitocondrial
➢ Efeito Warburg (glicólise anaeróbica)

5.2. Superando a inflamação crônica
➢ Reforçar a função da hipófise, tireoide, glândulas supra-renais
➢ Equilíbrio do metabolismo celular com ZMR/Vortex, MRT, EQ
➢ Construa o microbioma! (ef. microorganismos, Foerde f2M)
➢ Exercício adaptado (na floresta!), esportes, sol
➢ Óleos ómega 3, lecitina, óleo de krill! Potássio, vitamina B1, B6

➢ Suporte com curcumina (CSM), resveratrol, piperina, Frankinsense, (Boswellia), Enzimas proteolíticas, 25mg de aspirina diariamente.
➢ Aminoácido l-carnosina contra AGEs e metais tóxicos
➢ Calor (luz vermelha), hipertermia, terapia de febre ativa
➢ Ozonoterapia, HOT, sangue autólogo, urina autóloga

As doenças autoimunes são uma forma especial na qual o treinamento da tolerância do timo falhou. No entanto, isso pode ser corrigido.

5.3. Causas para desencadear distúrbios auto-imunes
➢ Falta de luz do sol (mais comum no norte)
➢ Falta de exercício, falta de caminhadas na floresta!
➢ Desequilíbrios anabólicos *ou* catabólicos
➢ Nenhuma deficiência, capacidade de desintoxicação reduzida (linfa, fígado)
➢ Focos inflamatórios, resíduos metálicos, calcificações
➢ Aumento da NF-kappaB devido a múltiplos estímulos
➢ Atrasos nos proc. de cura; consumo de leite! (↓receptores B9)
➢ Bloqueios do receptor por bactérias/vírus
➢ Suplemento "vitamina" D para bloqueio de receptores VD
➢ As lectinas (em vegetais) podem causar doenças autoimunes
➢ Vacinações do mRNA

As inflamações curativas são frequentemente confundidas com infecções e tratadas com antibióticos. Isso é uma contraindicação absoluta!

5.4. Diagnóstico sensato
Além dos diagnósticos médicos convencionais usuais, há alguns pontos-chave que definitivamente devem ser considerados:

➢ Quando e sob quais circunstâncias (contexto) o "gosto pela vida" se tornou desgosto, com a negação das necessidades prazerosas?

➢ Que perda de relacionamento foi responsável por isso?

➢ Para quem ela/ele era uma procuradora > mãe ou pai?

➢ Esclarecimento minucioso da relação mãe/pais (infância)

➢ Tensões permanentes devido a pessoa / objeto negativo, desamparo

➢ Situações de choque não resolvidas

➢ Ambiente pessoal, estilos de vida, vícios, dependências

➢ Teste Luescher, classificação no cubo de Luescher

➢ EEG de acordo com G. Haffelder Music CD

➢ Capacidade reguladora do metabolismo celular (ZMR 703, MORA*nova*)

➢ Exame funcional das três glândulas do metab. celular

➢ Diagnóstico da tireóide, Se, Zn, progesterona

➢ Milieu check (electrosmog, geopatia)

➢ Teste: danos causados pela vacinação; toxinas ambientais (bisfenol A, dioxina, PCP)

➢ Teste para pesticidas (glifosato, DDT)

➢ Teste para metais pesados (Pb, mercúrio, Cd, Pd, arsênico)

➢ Ti, Ni, alumínio (promove a propagação de Borrelia e vírus)

➢ Vírus neurotóxicos: citomegalia, EBV, varicela, HHV VI

➢ Enteroviruses: pólio, coxsackie, equovírus

➢ Enterobacteriaceae: Yersinia, Enterobacter, Campylobacter

➢ Borrelia, Chlamydia, Mycoplasma, Legionella

➢ Fungos, coccidia

➢ LPS (endotoxinas por meio do teste do lisado de amoebócitos de Limulus)

➢ Diagnóstico com biorressonância (DFM, verificação VEGA, decodifi-cador, cinesiologia)

➢ Comportamento nutricional (proporção de óleos em proteínas, grupo sanguíneo)
➢ Teste de fezes (desempenho na desintoxicação), ácidos biliares, estômago, intestino com permeabilidade
➢ TdS, hemograma, CRP, colesterol, NF-kappaB (> inflamação)
➢ Eletroforese, IGF-1 (inflamação, deficiência de proteínas)
➢ Perfil BG + insulina, HbA1c, triglicérides (diabetes)
➢ Parâmetros da tireóide
➢ Valores hepát., função renal, determin. anticorpo, marcad. Ca
➢ Nagalase (como indicação para terapia com GcMAF)
➢ Teste de urina: medidas de pH 3 vezes (função hepática)
➢ Hormônios sexuais, pregnenolol, DHEAS, teste Estronex
➢ Status do receptor, receptor representativo de "vitamina" D
➢ Vitaminas B (deficiência de ácido cloridrico?)
➢ Sistema nervoso autônomo (HRV, tonometria) +/- polaridade
➢ Neuromoduladores (em saliva)
➢ Crenças (cinesiologia)

Mamografia e punção devem ser evitadas (risco de disseminação de células).

5.5. Fortalecimento do sistema imunológico
➢ Astragalus membranaceus (China)
➢ Beta-glucan (em algas marrons), AHCC (extrato de cogumelo), levedura de cerveja
➢ Butil-hidroxitolueno BHT (conservante)
➢ Alface "ópio" (chicória, radicchio, endívia, alface, manjericão, lúpulo!)
➢ Cordyceps sinensis (fungo da lagarta chinesa)
➢ Lítio (acalma, suporta o sistema imunológico e promove a regeneração)
➢ Índio (melhora maciçamente a absorção de nutrientes)
➢ Transfusão de sangue (sangue fresco)

- Ginseng coreano, raiz de taiga (Eleutherococcus)
- Cacau (somente torrado a 115°)
- Cannabis! Ashwaganda, Amara (substâncias amargas)
- GABA (tomate cozido ao vapor, batata, arroz germinado)
- Mucuna pruriens (itch bean, estimula a síntese de dopamina)
- Gotu Kola (Centella asiatica, "erva do esclarecimento")
- Acetil-L-carnitina com ácido alfa-lipóico
- Óleo de krill Neptune (rico em óleos ômega e lecitina)
- Terapia do riso!

A farmácia de Deus nos oferece uma rica seleção de substâncias úteis:

5.5.1. As mais importantes substâncias de cura das plantas
- Resveratrol (uvas vermelhas, amend., groselha, ameixa, peles de tomate)
- Pterostilbeno (= resveratrol duplo metilado, bagas escuras, alho)
- Curcumina (600 indic., ↓NF-kappaB ↓diabetes ↓Alzh. ↓inflamm. ↓gorduras ↓AGEs)
- Terpenos (óleos essenciais, por exemplo limoneno, funcho, cominho, hortelã-pimenta) eliminação do câncer!
  - o Mono-terpenos: valeriana, azeitonas;
  - o Di-terpenos: taxol, rosmaninho, ginkgo
  - o Tri-terpenos: azeitonas, cravo-da-índia, visco, casca de bétula
  - o Tetra-terpenos: carotenóides
- Fisetin (maçãs, figo b: estabiliza Resveratrol: ativa a regeneração, anti ca)
- Piperina (pimenta preta: melhora a biodisponibilidade)
- Putrescina de ornitina > Espermidina

Várias dessas substâncias naturais devem estar no cardápio todos os dias, não apenas a pimenta. No entanto, é melhor processá-los conscientemente sem estresse na cozinha, combinado com a gratidão por esses dons da natureza.

Fontes naturais de resveratrol

➢ **Legumes:** agriões, alcachofras, espargos, legumes de folhas, todas as couves, pimentas, cenouras selvagens, aipo, pepino, espinafre, abóbora, abobrinha, beringela.

➢ **Frutas:** frutas cítricas, azeitonas, maçãs, morangos, ameixas, figos, framboesas, peras, melões, groselhas, uvas, mirtilos (cozidos!)

➢ **Ervas:** manjericão, alecrim, tomilho, salsa, sálvia, dente de leão, bagas de espinheiro, banana, hortelã, rosa, camomila, cardo mariano, verbena de limão, piripiri

5.6. Terapia de Informação Biofísica TIB (ver Cap. 6.4.3.)

➢ Terapia de chakra (sincron. com o espaço quântico, redução do estresse)
➢ Terapia da meridiana, eletrodos de pinça (conexão da alma)
➢ Terapia tom fundamental (harmonia com inform. primordiais, desacel.)
➢ Terapia de regen. matricial 1x/sem. (matriz de redução de estresse)
➢ Tratamento de campo de interferência local (MRT, ZMR/Vortex)
➢ Limpeza do canal de recepção (Equalizer EQ 103)
➢ Equilibrio do sympathicus-parasympathicus
➢ Biofeedback com o cérebro (MRT 503, Equalizer EQ 103)
➢ Terapia de desintoxicação (vacinações, metais tóxicos)
➢ Terapia de constituição (módulo de coerência G-4, cores, nota-chave)
➢ Repolarização, terapia com fones de ouvido (sincronização)
➢ Terapia de coerência, terapia respiratória (ritmação do coração)
➢ Entrada de informações sobre tumores (feedback com o cérebro)
➢ Sangue autologo, urina própria (micróbios e LPS)

5.7. Dieta especial de acordo com o Prof. Dr. Dr. Juergen Schole

Evite rigorosamente os seguintes carboidratos durante 6 semanas:

- ➢ Cereais (arroz, milho, trigo, centeio, etc.)
- ➢ Açúcar (todos os doces, mel), fruta doce
- ➢ Legumes de raiz cozida (cenouras, etc.)
- ➢ Cerveja, bebidas espirituosas

Efeitos:

- ➢ Os corpos cetôninos aumentam > alimento primordial do cérebro!
- ➢ Degradação dos AGEs (produtos finais de glicação avançada)
- ➢ A doença de Alzheimer e a demência entram em declínio
- ➢ O fígado gordo (NAFLD) é reduzido
- ➢ A resistência à insulina é eliminada > o risco de diabet. diminui
- ➢ As placas arterioscleróticas são reduzidas
- ➢ O risco tumoral diminui drasticamente
- ➢ HGH aumenta >>>
  - o Perda de peso
  - o Massa muscular
  - o Regeneração
  - o Fortalecimento do sistema imunológico
  - o Dissolução da inflamação

Os efeitos descritos acima já ocorrem após 6 semanas, e é por isso que esse tipo de mudança alimentar é a mais eficaz, não apenas para pacientes com câncer.

Cuidado: Quanto mais velho o paciente, mais lenta é a mudança na dieta!

Além das restrições acima mencionadas, existem as seguintes **contra-indicações:**
Sarcoidose (doença de Boeck), cirrose hepática, reumatismo seropositivo.

Em todas as doenças crônicas há um descarrilamento do metabolismo celular, seja anabólico ou catabólico (cf. Fig. 1, página 16). Esse é um obstáculo absoluto à cura! O estresse psicológico (ansiedade!) e o bloqueio do fator libertador de HGH pela insulina são os principais responsáveis por isso. A normalização do metabolismo celular é possível somente através desta dieta cetogênica especial!

Conclusões

O câncer é um problema complexo, mas que segue princípios claros. O aumento da incidência na idade mais avançada sublinha as afirmações anteriores. Ano após ano, a matriz de tecido conjuntivo é submetida a mais tensão, com distúrbios simultâneos de drenagem da linfa.

A tentativa freqüentemente laboriosa do organismo de aliviar o tecido de suas cargas através da inflamação não raro se torna um processo crônico.

Isso se agrava com a falta de energia de ionização e a perda de controle do cérebro pela degeneração nervosa aferente.

A luz solar direta tem uma influência completamente subestimada, que geralmente é evitada por medo do câncer. No entanto, protege contra até 17 tipos de câncer! A produção do hormônio D ("vitamina" D) é apenas um efeito colateral desejado.

Não é apenas o calor que é responsável pela proteção contra o câncer, mas especialmente os raios UV que dificultam a vida dos parasitas.

Embora os parasitas desempenhem um papel importante no desenvolvimento do câncer, eles não são a causa, mas apenas a conseqüência da perda de tensão (dielétrica) da matriz devido a suas diversas sobrecargas.

As medidas terapêuticas oriundas da natureza podem fornecer um apoio muito bom.

Os métodos bioenergéticos e dietas especiais (Budwig, Schole) desempenham aqui um papel especial.

6. Visão geral

O leitor atento que chegou até aqui, provavelmente vai estar cabeça quente. Tantos dados, tantos fatos! A neblina só pode se dissipar se o tema principal for trazido à tona repetidamente:

O câncer é o resultado da perda de controle pelo cérebro, devido à **neurodegeneração** causada por tensões da matriz tóxica.

Se fosse possível restaurar o pleno funcionamento do SNC, o assunto do "câncer" logo seria resolvido com algumas medidas de acompanhamento. Mas agora, o leitor sente-se confuso, pois esse tópico não tem recebido qualquer atenção até agora. De fato, ele tem razão, porque essa doença tem sido vista até agora de um ângulo completamente distorcido, ou seja, foca exclusivamente o tumor.

O que significa tornar o SNC totalmente funcional novamente? Isso implica em duas coisas. Primeiro, trata-se da restituição das fibras nervosas degeneradas, principalmente na área do tumor. Mas, ao mesmo tempo, diz respeito ao *modelo funcional neuronal*. Toda a rede neuronal cria um holograma maser, no qual a estrutura do tecido é definida e ordenada. Os nervos em falta, portanto, levam a um defeito no holograma, o que abre o espaço para estruturas caóticas.

Um sistema nervoso totalmente desenvolvido e funcional exclui completamente o câncer!

Essa é a mensagem central. As razões para a neurodegeneração foram tratadas extensivamente neste livro (do Cap. 3.2. p. 65). Agora é uma questão de possibilitar a reconstrução e apoiá-la com medidas específicas, mas ao mesmo tempo eliminando tudo o que a impede (cf. Cap. 4.7.1. p. 100). Isso inclui, acima de tudo, todos os bloqueios que foram estabelecidos pelo próprio corpo.

O que inicialmente foi útil como proteção contra maiores danos passa a ter um efeito de propagação massiva de doenças se o evento desencadeante não for trabalhado e, em vez disso, for permanentemente suprimido com alto gasto de energia (consumo de *elétrons essenciais*).

6.1. Rede neural

Felizmente, as fibras nervosas podem se regenerar (ao contrário do ponto de vista anterior) se os pré-requisitos forem atendidos. Aqui se incluem os *materiais de construção* colesterol (também formado no cérebro), fosfatidil serina, vitaminas do complexo B e óleos ômega (por exemplo, óleo de krill ou óleo de linhaça).

Um pré-requisito indispensável é a *normalização do metabolismo celular*, que é regulado pelo HGH (hormônio de crescimento) e pelos peptídeos anabólicos para o metabolismo da síntese, bem como o cortisol e a tiroxina para o metabolismo energético (Fig.1 página 16). A tiroxina se destaca em particular porque é responsável pelo calor corporal necessário, mas também promove a neurorregeneração. Portanto, atenção especial deve ser dada à glândula tireóide (TSH deve estar em 1, cf. Capítulo 4.7.3. página 106).

Essa interação complexa e altamente dinâmica dos quatro reguladores só pode ser influenciada externamente com o TIB de *Terapia de Informação Biofísica*. O ZMR/Vortex e o dispositivo MRT 503 são adequados para isso, mas também o novo equalizador EQ 103 (Cap. 5.6. página 117).

Sem esses dispositivos, deveria ser feita pelo menos uma tentativa de registrar o estado metabólico existente. O câncer sempre significa descarrilamento catabólico, o que impede a diferenciação celular. De acordo com as leis estabelecidas pelo Prof. Jürgen Schole, a intervenção de apoio é necessária aqui (para ser lido em "Doenças regulatórias" por Schole/ Lutz, ou em "Os fundamentos da vida" por B. Koehler).

As preparações dos órgãos (organoterapia) têm se mostrado muito eficazes, especialmente o REGENERESEN (Dyckerhoff), mas também as células frescas. A empresa WALA produz preparados de órgãos homeopáticos que também são muito adequados.

A neurogênese pode ser estimulada usando os cinco sentidos. Portanto, a música (também como um CD de ac. com G. Haffelder) e o canto ou som no ton fundamental são muito úteis, assim como a aromaterapia e os passeios na floresta.

A recuperação completa das fibras nervosas pode levar até seis meses. Portanto, são necessárias medidas de suporte para atravessar o tempo.

6.2. Biofeedback
O objetivo final é restaurar a função do controle através do cérebro. Isso requer feedback de todas as áreas do corpo, e pode ser feito através dos dispositivos TIB acima, e na mesma sessão, o que torna o tratamento muito mais fácil. No início, isso deve ser feito diariamente, depois uma vez na semana e cada vez com menos freqüência à medida que a condição melhora.

6.3. Medidas de acompanhamento
Isto inclui todas as medidas que podem ser adotadas para ***desintoxicação da matriz*** (cf. Capítulo 4.7.1. página 100). O ***fluxo linfático***

está em primeiro plano. Apesar das afirmações contraditórias, a drenagem linfática *não* está contra-indicada no câncer porque o modelo de câncer da medicina convencional está errado. A temida semeadura de células-tronco cancerígenas já se deu há muito tempo. Mas essas semeaduras não podem crescer sob a observação de um cérebro em pleno funcionamento – sem chance!

A *drenagem linfática regular* e habilmente realizada é, portanto, tão parte do programa quanto o tratamento com o novo dispositivo **LYMPHO*DYN*®** desenvolvido, que usa ondas indutivas de corrente contínua para empurrar a linfa para frente. Mas isso não é tudo. O efeito semicondutor da matriz contendo silício é também reforçado com ela, resultando em um melhor fluxo de elétrons. Mas o dispositivo também melhora a absorção e utilização do oxigênio.

Novamente, com a terapia de informação, as *sobrecargas detectadas (!) da matriz* são eliminadas individualmente – como os danos da vacinação, as toxinas ambientais, alumínio, metais pesados, e a colonização viral e bacteriana. Especial atenção é dada aos *fungos* (diagnóstico de acordo com o ponto 5.4. página 113).

Essas medidas não apenas apoiam o tratamento do câncer, mas também têm um efeito preventivo e retardam o envelhecimento.

Basicamente, é preciso dizer que as *infecções bacterianas* raramente se curam completamente, pois a maior parte dos fragmentos das bactérias permanece (lipopolissacarídeos LPS), especialmente após o tratamento com antibióticos. Esses restos podem sobrecarregar a matriz por toda a vida. Fazem isso por um lado por ter um efeito informativo, e por outro lado perturbam o dielétrico (matriz/ armazenamento de elétrons). Portanto, se aparecer infecções antigas durante o teste de ressonância devemos valorizar, pois elas ainda se mantém como toxidade por anos depois. A terapia de informação com nosódios ou tratamento de sangue autólogo é adequada para esse problema.

Infecções ocultas (inflamação silenciosa) - devem ser separadas do fenômeno anterior. Não há uma vitória do sistema imunológico. Alguns dos germes sobrevivem, especialmente em regiões tóxicas e com drenagem linfática perturbada, ou intracelularmente. Dependendo da carga de estresse (também por exemplo, açúcar), esses germes podem se tornar ativos novamente.

Isso é particularmente verdadeiro no caso dos ***focos silenciosos***, especialmente na região da arcada dentária. Essas regiões são críticas porque as toxinas dos germes podem penetrar facilmente no cérebro.

O tratamento antibiótico geralmente é inútil porque os agentes não chegam ao local pelo sangue. A circulação pobre de sangue protege os germes. Aqui, o tratamento com luz vermelha local pode, às vezes, fazer maravilhas. Em paralelo, um tratamento de longo prazo com ***antibióticos naturais*** pode ser dado (pelo menos 6 meses). Se os germes não forem conhecidos, Banderol ou Samento (especialmente para Borrelia e Clamídia) são particularmente adequados aqui, e podem ser usados nas narinas

O que se aplica às bactérias também se aplica de uma forma especial aos ***vírus***. Nenhum vírus pode ser derrotado pelo sistema de defesa! Anticorpos específicos devem ser fornecidos ao longo da vida para enfrentá-los, o que significa uma tensão permanente sobre o sistema imunológico. O melhor exemplo é a varicela (varicela de galinha). Esse vírus pode se manifestar novamente em idade avançada, como o temido herpes zoster.

Portanto, toda indicação anamnéstica deve ser verificada, primeiramente pela detecção de Anticorpos no sangue e, em segundo lugar, com testes de ressonância (Biotensor, EAV, cinesiologia, etc.). A limpeza é realizada como relatado anteriormente.

No caso de vírus particularmente **resistentes** como o herpes, EBV ou citomegalovírus, os antivirais naturais também podem ser usados com sucesso, por exemplo, Houttuynia ou Takuna.

Se você trabalhou terapeuticamente até este ponto e eliminou a maioria das cepas (durante um período de semanas), agora você pode voltar sua atenção para os **fungos e suas toxinas**. Eliminar fungos é um grande desafio.

Os fungos não podem ser destruídos. Às vezes até sobrevivem aos incêndios domésticos. Somente o **saneamento minucioso do ambiente celular** proporciona alívio para o sistema imunológico. Portanto, as medidas mencionadas acima devem ser tomadas primeiro.
Um bom apoio é fornecido pelos cogumelos medicinais (Reishi, Maitake, Shitake, Chaga etc.), mas também pela levedura de cerveja, especialmente para Candida. Os nosódios fúngicos (após os testes) também fazem sentido.

Se não estiver bem claro quais espécies estão envolvidas, um ensaio com Avermectina (Ivermectin) "Scabioral", "Driponin" também pode ser feito após testes prévios.

A temperatura corporal adequada é um requisito básico para os processos de cura, mas qualquer aplicação de calor também tem um efeito de apoio.

Além dos produtos da degradação dos micróbios, as micotoxinas são um grande problema, especialmente os alcalóides. Entre outras coisas, esses têm um efeito neurotóxico e até mesmo carcinogênico direto.

Como já listado no item 4.7. página 100, várias medidas são orientadas ao alvo. Uma seleção deve ser feita de acordo com o equipamento de prática.

Idealmente, os procedimentos individuais deveriam ser testados quanto à ressonância, a fim de evitar sobrecarga. A regra Arndt-Schulz ainda se aplica: os estímulos fracos alimentam a vitalidade, os médios a fortalecem, os fortes a destroem.

A cooperação dos pacientes é indispensável. Simplesmente mudando a dieta, um impulso muito forte pode ser dado. Isto deve ser feito de acordo com o grupo sanguíneo (de acordo com o Dr. D'Adamo).

Basicamente, os carboidratos de processamento rápido devem ser reduzidos, mas também a frutose. Aqueles que fazem muito exercício, o que é desejável, queimam mais carboidratos. Ao ar livre também há uma chance maior de pegar mais sol. Isso aumenta a energia de ionização.

As substâncias ácidas são úteis, por exemplo, purê de limão (com casca), mas também vinagre. Recomendações extensivas, especialmente de plantas do jardim, podem ser encontradas no ponto 5.5.1. da página 116.

Todas as sugestões e métodos devem ter como objetivo principal provocar mudanças na consciência, em todos os níveis do SER. Através de mudanças no meio, os micróbios podem conquistar áreas do corpo humano. Mas não é um processo passivo, é acompanhado por uma alta inteligência. Isso vai tão longe que os germes, até mesmo os fungos, entram em contato conosco a fim de influenciar especificamente nossa psique. Esse fato é bem conhecido com o Toxoplasma gondii, mas também com o Sarcosystis. Isso só é possível no estado quântico do DNA.

Vírus, bactérias, fungos não são, de forma alguma, nossos inimigos! Eles vivem de acordo com as leis cósmicas como nós e buscam a harmonia.

Esse é um ponto essencial. Quando se luta contra os micróbios eles se tornam agressivos. A rigor, eles são um parâmetro para o estado de nossa matriz e, portanto, para as condições internas da vida. Somente quando estamos sobrecarregados pelos processos tóxicos habituais é que eles têm alguma possibilidade patogênica conosco.

A reabilitação do milieu é, portanto, exatamente a maneira correta de restaurar o equilíbrio perdido e colocar os intrusos em seu lugar, ou seja, na superfície das nossas membranas mucosas.

Decisivo para nosso trabalho é, portanto, o respeito por outras formas de vida que pertencem tanto à criação quanto nós. A convivência pacífica só é possível no AMOR.

6.4. Notas

Este livro faria pouco sentido sem uma orientação clara para a prática. Como a massa constitui apenas a milionésima parte da realidade, os quanta de interação determinam quase exclusivamente nossa existência. Como resultado, a terapia de informação e, portanto, a consciência vem claramente à tona. Pois a gênese do câncer em si está baseada na perda de informação, tanto localmente como no todo, através da perda de controle do cérebro. Isso pode ser desencadeado por uma grande variedade de noxae, incluindo o psicotrauma. Mas todos os fatores individuais podem ser resumidos em um só ponto: é sempre uma perda de informação e, portanto, uma perda de forma no tecido, que chamamos de tumor.

Como já explicado em detalhes no Capítulo 1.5.1., os inúmeros quanta de luz (fótons) que circulam no torus de elétrons são responsáveis por isso. Todos os eventos são armazenados neles como lembranças, imprimindo-se na matéria e dando-lhe uma nova ordem. Normalmente, ele serve para adaptar os vários tecidos às mudanças das exigências e para remodelá-los constantemente. A estrutura do tecido é, portanto, sempre o reflexo das influências ambientais – tanto por dentro quanto por fora.

Essa adaptação geralmente funciona completamente sem problemas. Entretanto, a situação é completamente diferente com os campos de interferência.

Devido à sobreposição (contaminação) com as experiências traumáticas anteriores aqui armazenadas, não ocorre nenhuma remodelação normal, mas na melhor das hipóteses torna-se bloqueada pela degeneração. No entanto, se as memórias estressantes forem muito intensas, esse caos pode se materializar diretamente como uma massa tumoral disforme.

A situação se agrava pelo fato de que o meio alcalino original se tornou altamente ácido, o que paralisa as células imunológicas e impede qualquer autocura.

A dissolução da capa ácida do tumor tem prioridade. Há uma maneira direta de se fazer isso por meio da infiltração de bicarbonato, se a área puder ser facilmente alcançada com a seringa.

A segunda opção é muito mais suave e faz uso do potencial alcalinizante dos elétrons. Ou é introduzida corrente direta (por exemplo, com o método de acordo com Pekar/Nordenstroem), ou um forte fluxo de elétrons é estimulado no tecido por indução de campo magnético. Isso pode ser feito com LYMPHO*DYN*®.

Paralelamente, o fornecimento de elétrons deve ser assegurado. A dieta de proteínas oleosas de acordo com Budwig oferece as melhores condições para isso, aliada à rigorosa proibição das gorduras trans.
Isso deve ser aliado à uma limpeza suave, mas intensiva dos tecidos. Os compostos lipoproteicos (lipoproteínas) depositados e desnaturados devem ser idealmente decompostos com enzimas naturais e, assim, tornados transportáveis para o fluxo linfático. Os sucos de vegetais e os *fermentados lácticos* são particularmente adequados para esse fim, especialmente o suco de beterraba (contém molibdênio essencial), suco de chucrute, "Kanne-Brotrunk", etc. 2-3 litros destes devem ser bebidos por dia. A ingestão de mais líquidos pode ser feita com água pura de nascente ou como chá verde.
A exposição ao sol não deve ser perdida, naturalmente sem "proteção" solar, mas bem dosada – até meia hora na hora do almoço e mais longa à tarde.

Se isso for combinado com exercícios moderados de resistência, já foi lançada uma boa base para as etapas de tratamento posteriores, por exemplo, a TIB de Terapia de Informação Biofísica.

Em 1975, os primeiros dispositivos TIB foram construídos e, desde então, a experiência foi adquirida em inúmeras práticas. Quarenta e cinco anos é muito tempo para desenvolvimentos rápidos no campo da eletrônica. Hoje, isso está dando frutos. Ao mesmo tempo, o conhecimento da fisiologia corporal também avançou muito mais, de modo que se pode esperar sucessos de tratamento com os quais só podíamos sonhar no passado.

O leitor que não está familiarizado com a TIB tem aqui uma base que ele pode usar em benefício dos seus pacientes afetados – não apenas no câncer. Toda pessoa cronicamente doente pode se beneficiar dos métodos da Medicina de apoio à vida (ver "Livro-texto da MEDICINA UNIDA de suporte à Vida").

6.4.1. Primeiro contato
A maioria dos pacientes chegam até nós, vindos do oncologista, inseguro e cheio de medo da enfermidade e da morte. Não raro, eles também são informados de terem um prognóstico ruim.

Não importa em que estágio eles estejam – a cura é sempre possível! Isso é comprovado por curas espontâneas. Mas, isso tem que ser comunicado a eles. É frequente encontrarmos a descrença, pois os pacientes têm idéias irreais sobre a sua doença, e muitas vezes foram doutrinados a pensar assim.

Não podemos convencer ninguém com palavras. Devem seguir-se ações através das quais se possa construir confiança e confirmação. Portanto, o sentimento deve ser transmitido através de uma profunda anamnese, na qual, acima de todas as preocupações e necessidades, é dada alta prioridade – este é o lugar certo para mim. Todos os meus problemas são levados muito a sério, sem qualquer pressão de tempo. O tema da infância como a relação mãe/pai é indispensável. Como o Prof. Grossarth-Maticek indicou explicitamente, as bases para a saúde ou o câncer podem ser lançadas aqui.

Para a resolução de um conflito parental (mãe: azul rejeitado no teste de Luescher, pai: vermelho rejeitado) os seguintes pontos são importantes:

➢ Compreensão, perdão (também a si mesmo), gratidão.

➢ Reavivar a conexão genética com o amor *

➢ Trabalhar em todos os traumas como um confidente. Se nenhum evento sério pode ser identificado, o **medo profundo** bloqueia o acesso ao subconsciente – porque pacientes com câncer sem psicotrauma não existem!

➢ O momento de quando a vida mudou do prazer para o desprazer, e desde então todas as necessidades prazerosas foram ativamente (!) suprimidas, deve ser registrado

Paralelamente, a casa deve ser examinada por um geobiólogo. Isto também inclui o eletro-smog.

É crucial que as conversas sejam conduzidas com contato visual e empatia profunda. Somente então a certeza de que os pacientes podem ser curados e que nós podemos ajudá-los.

Entretanto, o "dente" de querer lutar contra a doença, porque é ruim para ele e tem que ir, deve ser arrancado logo no início. Queremos alcançar uma **re-integração**, uma coerência coletiva. Isso só funciona com amor por si mesmo e por todas as partes (divididas) do próprio corpo.

---

* Como tudo acontece em um nível espiritual (espaço quântico), esse ritual também tem um efeito além da morte da mãe ou do pai. Entretanto, é crucial que isso seja feito com fervor e desencadeie emoções fortes. Se o pai ainda estiver vivo, isso deve ser feito antes da próxima visita. Então a mudança de consciência que já se instalou já pode ser vista. As palavras são então em sua maioria supérfluas - só o amor conta.
O ritual com a mãe tem um enorme potencial de cura e, portanto, deve estar no início. Através da conexão genética, a troca de elétrons de essência ocorre de forma muito mais intensa.

A pergunta sobre as novas tarefas e objetivos após a conclusão do processo de cura *também* não deve faltar. Muitos pacientes não esperam ser curados, e só conseguem pensar em um tratamento de acompanhamento.

A fim de evitar frustração, deve ser testado cinesiologicamente logo no início se a prontidão interna para a cura está realmente presente. Muitas vezes esse não é o caso!

Como já foi explicado nos capítulos individuais, há muitas vezes um desejo interior de morrer. Esses pacientes desistiram de si mesmos. Se esse fato for negligenciado e não for resolvido, qualquer outra tentativa de tratamento é inútil.

6.4.2. Plano de tratamento

Com todas as nossas medidas, iniciamos e apoiamos o processo de cura. Mas ninguém é curado de fora. Como médico e terapeuta, devemos nos despedir rapidamente desta arrogância. Oferecemos o plano de acordo com as possibilidades que se apresentam na prática.

Não é de forma alguma sensato fazer o máximo possível ao mesmo tempo. Uma terapia bem coordenada passo a passo é muito mais eficaz.

É por isso que mesmo pequenas práticas podem funcionar com muito sucesso se uma terapia causal for dirigida. O objetivo é sempre – não apenas com câncer – restaurar o meio de abastecimento das células e o controle pelo cérebro (nível superior). Entretanto, não é possível agir com cautela suficiente. Cada medida terapêutica deve ser processada pelo paciente com o gasto de energia correspondente. É aqui que acontece a maioria dos erros. O câncer é o estágio final de um desenvolvimento que se estende por anos. Os recursos estão esgotados!

É por isso que é recomendado um calor suave no início, seja com sauna infravermelha, se disponível, luz vermelha ou banhos quentes. Não se deve esquecer que se trata de um desarranjo catabólico, ou seja, uma doença fria. Essas medidas, por si só, são consideradas muito benéficas.

Após diagnósticos apropriados, as deficiências são sanadas – vitaminas, minerais, aminoácidos, e complementada por uma mudança da dieta.
É de se esperar que as deficiências estejam presentes em diferentes níveis – até uma falta de amor. O máximo possível deve ser mudado e o paciente deve, portanto, ser ativamente envolvido no processo de cura.

6.4.3. Transmissão de informações
Nesse ponto, alguns métodos terapêuticos do TIB são abordados, com os dispositivos utilizados para esse fim. Aqueles que desejam aprofundar no método podem adquirir o conhecimento necessário a partir do meu livro "Terapia de Informação Biofísica TIB".

O primeiro passo é normalizar o *metabolismo das células* descarriladas localmente na região do tumor ou no campo de interferência diagnosticado. O dispositivo ZMR 703 (revitalização de células e ambiente) é adequado para isso. Com este dispositivo, as informações dos reguladores ausentes são transmitidas via campo magnético de uma forma profundamente eficaz. Ao mesmo tempo, a microcirculação é estimulada.

O efeito pode ser ainda maior se o ZMR for usado em conjunto com o dispositivo Vortex e os fones de ouvido NEC 708. Isto pode simultaneamente reverter a polaridade do sistema arcaico de corrente contínua.

Esses são procedimentos muito suaves que não colocam nenhuma tensão adicional sobre o organismo. A terapia de equilíbrio com o Equalizer EQ 103 é igualmente suave, mas tem um efeito duradouro. Ela pode ser usada não apenas para trabalhar com lesões antigas, mas também para liberar estados de choque.

É particularmente importante fornecer ao cérebro as informações que faltam sobre a região tumoral (feedback), o que pode ser feito muito facilmente com esse dispositivo. Tal tratamento pode ser realizado diariamente no início, depois cada vez com menos freqüência.
O dispositivo MRT 503 (terapia de regeneração matricial) também é adequado para isso. Mas esse é apenas um efeito colateral bem-vindo aqui. O principal campo de aplicação é a desintoxicação da matriz, para a qual a massagem de cupping integrada é particularmente útil. Informações adicionais necessárias para a desintoxicação (por exemplo, glutationa) são recuperadas de arquivos analógicos.

Entretanto, esse tratamento pode ser exaustivo e não deve ser usado no início, mas somente quando a condição melhora.

Uma parte essencial do tratamento é também a eliminação das toxinas e parasitas testados com TIB.

Desde o início, entretanto, é utilizado o dispositivo LYMPHO*DYN*®, com o qual não apenas a drenagem linfática é melhorada através de um fluxo de corrente contínua rítmica controlada por pulso, mas também o transporte de elétrons na matriz é estimulado e, ao mesmo tempo, a utilização do oxigênio é ativada (aumento do anabolismo).

Isso trata diretamente a região tumoral, e pode alcançar a desacidificação local. A corrente leva à estimulação dos nervos, o que estimula a neuroneogênese – o objetivo de nossos esforços.

6.4.4. Medidas de apoio

Nesse ponto, antes de tudo, deve ser mencionados aqueles remédios que são propícios à regeneração nervosa (Cap. 4.7.2. p. 105), ou seja, vitaminas B com monofosfato de uridina (Keltican forte), partenólidos (mãe erva), fosfatidilserina, óleo de krill (ou óleo de linhaça), preparações de órgãos e, naturalmente, uma função tireoidiana normal com tiroxina suficiente para re-mielinização. Portanto, o iodo não deve faltar. Em doses adequadamente altas, ele também estimula a circulação, o que é muito desejável.

Isso estabelece prioridades para o momento. Uma outra seleção para tratamento geral pode ser feita a partir das listas a partir da página 98; seria ideal testá-las antes.

Acompanhando o TIB, aplicações um pouco mais intensivas têm se mostrado bem sucedidas, tais como tratamento de sangue autólogo, HOT ou ozonoterapia. O método com altas doses de ozônio (OHT – Ozone High-dose Therapy) é bastante agressivo, mas especialmente eficaz em infestações parasitárias.

A aplicação de altas doses de enzimas proteolíticas, infusões de colesterol, procaína local ou em infusão (sem bicarbonato) oferecem excelente suporte.

O tratamento de todo o trato gastrointestinal, levando em conta a acidez (pH 5,8-6,3), é uma ajuda indispensável tanto para o fígado, que geralmente está completamente sobrecarregado, quanto para o sistema imunológico, que está localizado no intestino. O uso direcionado de simbiontes (de acordo com os resultados das fezes) pode ser apoiado com a hidroterapia do cólon.

O câncer de mama nas mulheres e o câncer de próstata nos homens têm um status especial. Aqui, o teste **Estronex** deve ser considerado primeiro como uma indicação importante das vias de degradação dos hormônios femininos no fígado. Pode mostrar, por exemplo, que a metilação é insuficiente e precisa ser apoiada (por exemplo, com SAM-e).

Além disso, há excelentes possibilidades de tratamento com hormônios idênticos aos da natureza (estrogênio, progesterona, testosterona) em ambos os tipos de câncer.

Cada plano de tratamento só pode ser desenhado individualmente. Mas nunca deve ser esquecido – tudo é consciência!

Como mostrado na Tab. 1, um plano semanal para a prática ou clínica poderia parecer em linhas gerais, e modificado de acordo com a evolução. Quanto mais terapia de informação, menos medicação é necessária.

Nossas crenças e intenções são tão parte da terapia quanto os medos e preocupações dos pacientes. Somente juntos algo pode ser levado a uma condição de sucesso. Isso exige uma troca empática constante, pois a cura acontece no amor. Muitas vezes a sensação de ser amado (novamente) é a única chave.

A escolha dos medicamentos deve ser individual, se possível com um teste de ressonância. As preparações para a regeneração nervosa são obrigatórias e, nesse contexto, também para a glândula tireóide (selênio, zinco, iodo, possivelmente progesterona).

Déstino	Método	Seg.	Terça	Qua.	Qui.	Sex.
região do tumor	LYMPHODYN	X	X	X	X	X
região do tumor	ZMR/Vortex alternativo MORA, BICOM Vegaselect		X			X
reversão do CNS	NEC 708	X	X	X	X	X
região do tumor > cérebro	Equalizer EQ 103 **Feedback** MRT 503	X	X	X	X	X
desintoxicação de matriz	MRT 503 1x/semana					X
remoção de toxinas matriz	Equalizer EQ 103 ZMR/Vortex MRT 503 alternativo MORA, BICOM Vegaselect	X	X	X	X	X
região do tumor CNS matriz	infusão de procaína	X			X	
	HOT, Ozonoterap.		X			X
	infusão de colest.			X		
	hipertermia	X			X	
	terapie a laser i.v.					

Tabela 1: Variante terapêutica para o tratamento intensivo inicial

As aplicações de calor podem ser feitas pelos próprios pacientes em casa, por exemplo, luz vermelha e sob a forma de chá verde em abundância.

6.4.5. Aspecto filosófico

Todo ser humano é também um filósofo, embora apenas alguns o tenha integrado conscientemente em suas vidas. Filosofia – o amor à sabedoria – é o teto sob o qual vivemos. Isso nos permite ter uma visão de futuro.

No final, gostaria de dar ao leitor algo que possa abrir a porta para uma dimensão completamente nova do pensamento. Trata-se dos fungos.

Sua origem remonta a mais de 2 bilhões de anos. Isso faz deles não apenas os seres vivos mais antigos, mas também aqueles com mais experiência em técnicas de sobrevivência. Mas não apenas isso. Eles tiveram tempo suficiente para se espalharem por toda (!) a terra.

Dificilmente há um lugar onde eles não estejam presentes. Eles criaram uma rede subterrânea completa com a qual se comunicam em todo o mundo. Eles atuam como *guardiões*, pois foram eles que criaram todas as condições e, portanto, a base da vida para permitir um maior desenvolvimento. Eles são os governantes do mundo. Nenhuma das novas formas de vida poderia se desenvolver sem eles e sem a sua assistência.

A rede fúngica serve, entre outras coisas, para conectar as raízes das árvores e plantas umas com as outras, com as quais vivem em simbiose. Assim, eles também são guardiões da botânica.

Eles fornecem nutrientes e tornam a flora possível em primeiro lugar, especialmente em regiões menos férteis. Sem fungos, nosso fornecimento de frutas e legumes seria muito mais restrito. Talvez nem sequer existisse? Mas os cogumelos também enriquecem a mesa com produtos lácteos finos que de outra forma não existiriam. Não poderíamos desfrutar de alguns produtos cozidos, cerveja ou vinho.

Mas essa é apenas a base para uma consideração completamente diferente. Os campos eletromagnéticos dos fungos criam interferências no meio ambiente. Eles imprimem suas informações em todos os produtos naturais comestíveis – mas também em nós! Assim que saímos de casa, entramos em território de fungos. Esses campos nos envolvem como névoa ascendente em um prado úmido.

Os fungos têm uma vibração fundamental estável como a tônica da música. Seria então a nossa casa biológica um cogumelo e que estamos em constante interação com eles?

Seria concebível serem as doenças resultantes de uma quebra na comunicação com o mundo fúngico, e que a infestação por fungos, com todas as suas conseqüências tóxicas, não seria apenas um sinal de perda de vitalidade e de uma morte latente? Porque os fungos seguem sua missão no quadrante azul (elemento água). Eles são constantemente receptivos, adaptam-se às condições externas e são, portanto, integrativos.

Eles viabilizam nossos alimentos e a própria vida. Ao mesmo tempo, porém, eles são aproveitadores da morte. Geralmente não esperam tanto tempo até que a morte se complete. Isso pode ser bem observado em árvores velhas infestadas.

Os fungos abrangem a polaridade entre a vitalidade e a morte. Isso é único. Os chamados cogumelos vitais podem apoiar a cura, outros trazem a morte. No entanto, é o mesmo gênero dos eukaryotes.
Por que não deveríamos tentar entender melhor a inteligência dos fungos? Por que a levedura da cerveja é cura, mas a Candida não o é, embora seja também um fungo da levedura?

Na verdade, devemos carregar genes fúngicos dentro de nós. Se nosso organismo vibrar harmoniosamente, os fungos são úteis e podem nos apoiar. Elas refletem simplicidade. Aqueles que não aderem a isso, deixam essa vibração básica estável, e se tornam suscetíveis às doenças. O elemento água que *não* é vivido – nosso próprio contentamento, nossa confiança básica, nossas relações nutridoras, mas também o amor materno – nos faz perder o equilíbrio. A integração se torna uma separação com todas as conseqüências negativas.

Cada foco de doença é uma cisão, um aspecto não vivido, uma perda de vitalidade. Isso pode carrear fungos nocivos para o local. Essas mudanças no elemento terra (ácido) (verde – compare Fig.1) nos sobrecarregam.

A contrapartida aos fungos com sua extensa trama é nosso sistema nervoso, que também pertence ao elemento água, e cuja vibração básica corresponde ao ton fundamental individual. É o "mestre" do elemento terra, o lugar para os fungos nocivos.

Os fungos foram os primeiros habitantes a terem que se adaptar à vibração fundamental da terra, que corresponde ao ton G, 385 Hz. Não surpreendentemente, essa é a freqüência ressonante do nosso DNA. Restabelecer a harmonia com os fungos seria, portanto, bastante simples através da dupla ressonância do ton G com o ton fundamental individual. Um divan sonoro (para o tom fundamental) e um aplicador de som para tratamento local com o ton G são ideais para isso.

O físico atômico e musicoterapeuta indiano Prof. Vemu Mukunda conseguiu iniciar a cura em pacientes com câncer cantando no tom fundamental. Isso sublinha esta abordagem mental.
Os fungos obviamente têm o status errado em nossa sociedade. Viver perto da natureza também significa reconhecer os fungos como nossos antepassados e dar-lhes a atenção necessária. Eles não apenas

prepararam nossa existência, mas também tornaram possível nossa existência contínua. Sem eles, nós não existiríamos.

Declarar guerra aos fungos é o caminho errado. Talvez eles estejam cumprindo tarefas importantes em nós? Será que estamos mesmo chamando fungos nocivos para a cena com nossas emoções negativas? O elemento terra simboliza nossa autenticidade. O que fez com que isso se perdesse?

Quando e sob que circunstâncias um paciente deixou *seu* caminho, sucumbiu a decepções ou manipulações e assim perdeu sua autodeterminação?

7. Epílogo

O câncer é curável! Isso não pode ser enfatizado com a freqüência necessária. No entanto, aqui é apropriada uma abordagem terapêutica diferente, em contraste com as doenças crônicas. O câncer pode ser entendido como a conseqüência de todas as tensões – psicológicas e materiais – no decorrer da vida, que se manifestaram no envenenamento do meio, e prepararam o terreno para os parasitas. Desse modo, todos deveriam ter câncer em algum momento. O ponto de viragem, no entanto, é a perda do controle pelo cérebro, devido aos danos tóxicos aos nervos. Certos vírus são responsáveis por isso, em sua maioria do grupo do herpes. Isso, por sua vez, pode ser precedido por danos causados pela vacinação. Tudo junto, cria as condições para que o câncer se desenvolva.

Mas há também outra razão essencial. Podemos caracterizar melhor os campos de interferência como áreas encapsuladas de lesões mentais graves e anteriores que não foram trabalhadas. Isso é feito para proteger o sistema como um todo. No entanto, esse processo leva a um maior consumo de energia de *elétrons essenciais*. A neurodegeneração também ocorre nessas áreas quase estagnadas. O que deveria ser excretado acumula nessas áreas – o não necessário regressa.

A degeneração nervosa e, portanto, a perda de controle pelo cérebro é um ponto central no desenvolvimento do câncer e, ao mesmo tempo, um obstáculo considerável à cura.

O câncer seria evitado se fosse tomado cuidados constantes para assegurar que as funções de desintoxicação da linfa, fígado, vesícula e intestinos permanecessem totalmente funcionais, e que não houvesse sobrecarga através de uma nutrição incorreta, especialmente carboidratos, gorduras trans ou proteína animal de baixa qualidade (carne de porco!).

Entretanto, a **perda de controle pelo cérebro** é um problema ainda maior. Ela determina o início, o curso e, portanto, o prognóstico.

Qualquer iniciante interessado na abordagem do câncer pode ter uma sensação de transtorno ao ler sobre os muitos gatilhos. Mas essa não é a intenção deste livro. Ao contrário, tenho apontado caminhos viáveis que são motivos de otimismo. Essa é a mensagem!

É claro que o conselho deve ser levado a série, mas não há motivo para pânico, muito pelo contrário. O câncer não é apenas uma doença física. Todas as estruturas com suas funções são **construções da consciência.** Infelizmente, isso raramente é levado em consideração. A Espírito cria matéria (involução). Todo SER é uma estrutura de campo de pensamento-quantum, acionada pelas emoções e também pode / deve ser corrigida neste nível. Criamos nossa própria realidade através de nossas metas e intenções – mesmo doenças!

A pesquisa quântica abre perspectivas completamente novas para nós. Há evoluções de câncer muito bem documentados que nos parecem milagrossa, mas que podem ser explicados pela mecânica quântica – curas espontâneas de pacientes na fase final, desaparecimento completo de grandes tumores durante a noite, ou curas completamente inesperadas no curso da doença.

Para fazer isso, a doença deve ser transcendida, ou seja, elevada ao nível espiritual. Os pesquisadores quânticos chamam isso de baixo para cima (bottom-up).

No espírito – equivalente ao espaço quântico – o evento desencadeante (choque, conflito etc.) pode ser transformado em amor (!) com uma consciência expandida, e trazido de volta à realidade com um novo significado (de cima para baixo – top-down).

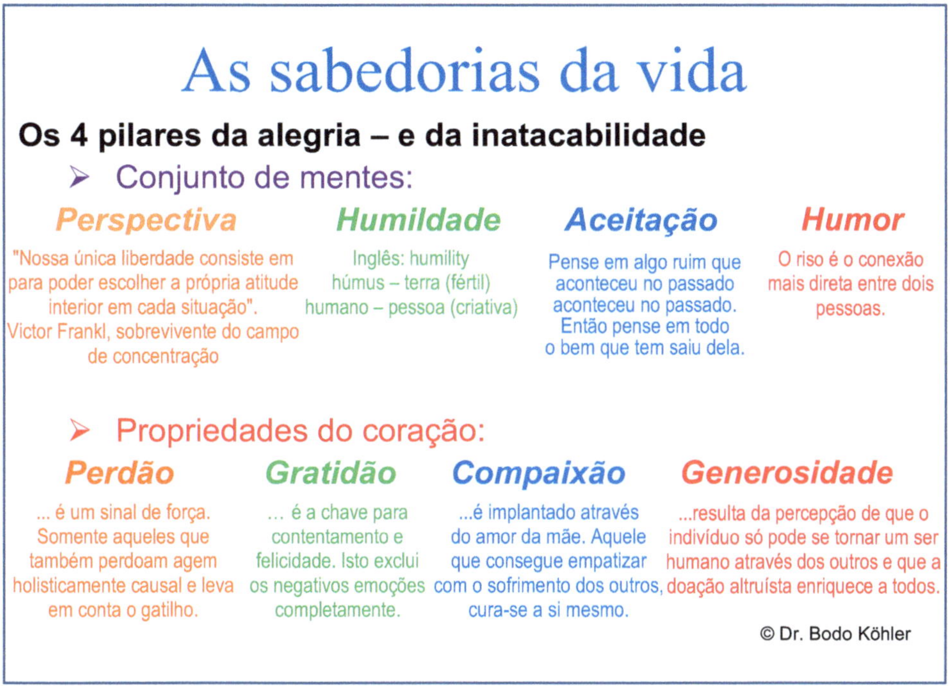

As sabedorias da vida

Os 4 pilares da alegria – e da inatacabilidade

➢ Conjunto de mentes:

Perspectiva

"Nossa única liberdade consiste em para poder escolher a própria atitude interior em cada situação". Victor Frankl, sobrevivente do campo de concentração

Humildade

Inglês: humility húmus – terra (fértil) humano – pessoa (criativa)

Aceitação

Pense em algo ruim que aconteceu no passado aconteceu no passado. Então pense em todo o bem que tem saiu dela.

Humor

O riso é o conexão mais direta entre dois pessoas.

➢ Propriedades do coração:

Perdão

... é um sinal de força. Somente aqueles que também perdoam agem holisticamente causal e leva em conta o gatilho.

Gratidão

... é a chave para contentamento e felicidade. Isto exclui os negativos emoções completamente.

Compaixão

...é implantado através do amor da mãe. Aquele que consegue empatizar com o sofrimento dos outros, cura-se a si mesmo.

Generosidade

...resulta da percepção de que o indivíduo só pode se tornar um ser humano através dos outros e que a doação altruísta enriquece a todos.

© Dr. Bodo Köhler

Fig.11: Aqueles que conseguem desenvolver plenamente todos os 8 aspectos em si mesmos, será capaz de levar uma vida feliz e realizada (de acordo com o "Livro da Alegria" de Dalai Lama, Desmond Tutu, Douglas Carlton Abrams)

Através de um chamado spin-flip, a matéria pode se dissolver novamente. O crescimento se torna regressão. Isso não tem que ser decidido por acaso. Podemos controlá-lo com nossa consciência. É por isso que a reorientação pessoal é tão crucial. Se desprendermos completamente nosso carrossel de pensamento de um problema – nem sempre tem que ser uma doença – e nos deixarmos fascinar por novas tarefas, tal mudança pode ocorrer completamente desprendida e sem compulsão.

Entretanto, a cura não acontece porque queremos que aconteça, mas sim por ressonância com nossa nova estrutura de consciência – AMOR.

No espaço quântico infinito (espírito) reside um potencial ilimitado de possibilidades, apenas esperando para ser chamado por nós. Então tudo é possível. O limite é estabelecido somente pela nossa imaginação.

Mas os limites também são estabelecidos pelo fato de que muitos pacientes já se desligaram da vida. Portanto, é necessário um novo começo completo.

Relação de figuras

Bibliografia

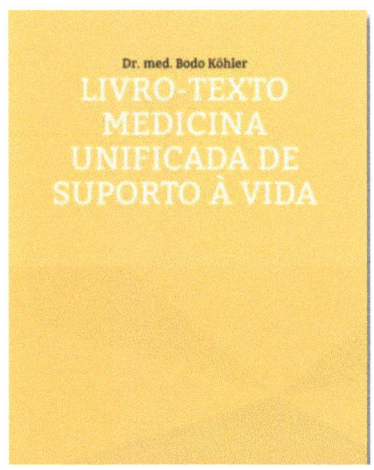

O livro-texto **MEDICINA UNIFICADA** de suporte à Vida estabelece novos acentos no diagnóstico e terapia dos doentes crônicos. Ela pôs em prática os resultados da pesquisa de cientistas eminentes e, assim, aponta o caminho para uma unificação há muito esperada da medicina convencional e da naturopatia. Este passo leva a outra dimensão da medicina, através da integração de métodos sinérgicos.

Isto resulta em uma nova qualidade, com a qual a mudança de paradigma, há muito esperada, pode ser iniciada. A física quântica contribuiu significativamente para isso e abriu novas perspectivas.

Terapia de Informação Biofísica TIB – Introdução à Medicina Quântica; para medicina e prática naturopática 8ª Edição 2019.

Este trabalho básico descreve as conexões físicas por trás dos fenômenos de nossa realidade. A Terapia de Informação Biofísica TIB é capaz de iniciar processos de cura mesmo em doenças crônicas avançadas.

Para algumas indicações, por exemplo, alergias, intoxicações, etc., ela é insuperável.

O livro didático trata dos fundamentos físicos e biomédicos da Terapia de Informação Biofísica com sinais internos e externos de forma detalhada e compreensível, bem como o "como fazer" para poder usar com sucesso esta forma de terapia cada vez mais popular e para o benefício do paciente.

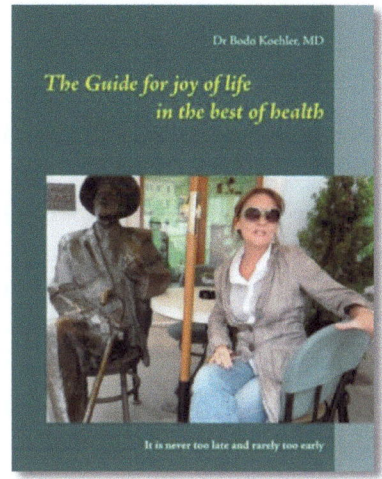

O **guia** trata de questões importantes do cotidiano, começando com nutrição, estilo de vida, questões filosóficas da vida e problemas médicos, especialmente quando eles surgiram devido aos erros generalizados da medicina. É preocupação do autor abordar e esclarecer abertamente estas questões, por exemplo, sobre doenças da civilização, como arteriosclerose, osteoporose e outras.

Este livro reflete a vasta experiência adquirida em mais de 45 anos de trabalho profissional como internista e doutor em medicina naturopática. No processo, muitas vezes existe uma visão contrária à opinião dominante, que, no entanto pode ser cientificamente fundamentada.

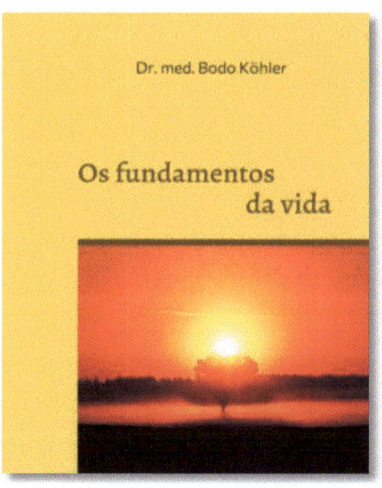

Os fundamentos da vida – metabolismo & nutrição; Guia para Medicina suporte à Vida MSV 1ª Edição 2024.

A fim de sustentar a vida e apoiar os processos de vida, a natureza faz enormes esforços. Se, no entanto, algo dá errado no organismo e ocorre uma doença, então nunca é uma questão trivial, mas uma questão de distúrbios fundamentais. Isto aponta para inter-relações complicadas, o que é bastante correto.

Em sua maior parte, eles também ainda estão inexplorados. Apesar de tudo isso, há sempre princípios muito simples que precisam ser reconhecidos. Neste livro, tais princípios são apontados, dos quais muitas vezes podem ser derivadas diretrizes surpreendentemente simples para nutrição e tratamento médico. O ponto decisivo, no entanto, é que não são utilizadas medidas supressivas e destrutivas, mas sim métodos de apoio e integração. O autor vai muito além da naturopatia geral e amplia o horizonte com resultados de pesquisa científica bem fundamentados que levam a percepções completamente novas e permitem uma visão diferente e aberta do ser humano.

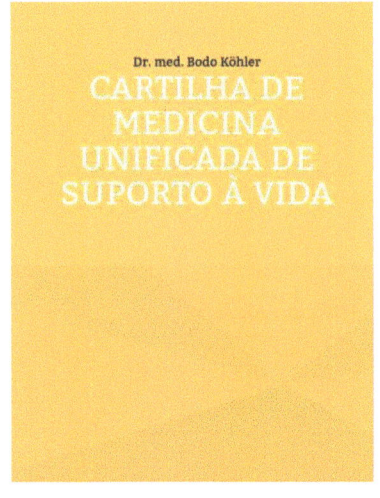

Esta cartilha é um resumo e uma breve visão geral dos tópicos abordados em detalhes no livro-texto sobre MEDICINA UNIFICADA de suporte à VIDA.

Ela serve como um guia rápido para as novas perspectivas da medicina unificada, que não é apenas uma fusão da naturopatia e da medicina convencional, mas também alcança uma nova qualidade que só é possível com a inclusão da física quântica.

Além de novos métodos de diagnóstico, o foco está na coesão de células e tecidos que é interrompida em caso de doença. Todas as medidas terapêuticas têm como objetivo a reintegração no sentido da coerência coletiva. A mudança necessária na consciência é um desafio tanto para o médico quanto para o paciente.

Os livros acima mencionados podem ser encomendados diretamente da editora na Internet em **www.bod.de/buchshop** ou em qualquer livraria.

Outras fontes de literatura:

Abderhalden: A reação de Abderhalden, Springer 1922.

Boesser, F.:   The solution to the cancer question, Hoffmann-Verlag Barnstedt, 3ª edição 1985

Brandmeyer,
Koehler, B.:   A luz dá vida, a editora Fit for Life
O livro-texto da MEDICINA UNIDOS em suporte a vida

Bruker. M. O.., Colesterol, a substância vital

Budwig, J.:   The fat syndrome, Hyperion-Verlag Freiburg 1965
A função elementar da respiração.... Hyperion-Verlag
Dieta de proteína oleaginosa
A Morte do Tumor Volume II
Ser humano, respirar, defesa imunológica em um estrangulamento

Chan, June
M. et al.:   Estudo a longo prazo com 21.000 participantes, com o resultado de que em a ingestão de 600 mg de cálcio aumenta o risco em risco de câncer de próstata em 32%. American Journal of Clinical Nutrition 2001; 4: p.549-554

Charon, J. E.:   The Spirit of Matter, Ullstein-Verlag
Morte, onde está o teu ferrão? Sudden Inspiration Publ. 81

Clark, R. H.:   A Cura é Possível: Uma Técnica Revolucionária para a uma técnica revolucionária para o tratamento de doenças crônicas, C.-Verlag Bern

Cramer, F.:   Caos e Ordem. A complexa estrutura do cavar. Deutsche Verlags-Anstalt GmbH Stuttgart (89)

D'Adamo, P.:   Os 4 grupos sanguíneos – 4 estratégias para uma vida saudável. vida, edição kindle

Dalai Lama,
Desmond Tutu,
Abrams, D.C.: O livro da alegria, Lotus-Verlag

Davidov, A.S.: Biologia e Mecânica Quântica, Pergamon Press,Oxford 1982

Diefenbach, E.: Equilíbrio Ácido-Base, Digestão e Fisiologia. Flora

Dorandt, I. E.:   A vida na névoa
Droescher, W.
Heim. B.:   Estruturas do mundo físico e suas estruturas não lado do
material, Resch-Verlag 1996
Duerr, H.-P.:   Não tem importância! Editora Rotana 2012
Eberhard, L.:   Poderes de cura das cores, Drei-Eichen-Verl., Munique 54
Egli, R.:   O Princípio LOLA, Editions d'Olt, CH-Oetwil
Ilusão ou Realidade? Editions d'Olt, CH-Oetwil 2000
Endler, P.:   Água e Informação, Allg. Homeopath. Zeitung 24.
Evertz, U..,
Koenig, H. L.: Pulsando campos magnéticos em seu significado para a
Medicina, Hipócrates 48, 16-37, 1977.
Evertz, U..,
Ludwig, W.:   Tratamento do campo magnético, Grenzgebiete der
Wissenschaft, 26, 106-119, 1977
Frankl, V. E.:   O homem antes da questão do significado, 1979
Froehlich, H.: Coerência biológica e responsabilidade com os estímulos
externos, Springer-Verlag 1988.
Interações de mecanismos de ondas não lineares entre o
tecido excitável e os campos eletromagnéticos, Neurol.
campos, Neurol. Res. 1982, 4 (1-2), p 115-153, ISSN
Gimpel, T.:   Terapia com cores, Brook House, Tetbury, Inglaterra
Giudice,E.del: Coerência em matéria condensada e viva, Frontier
Perspectives, Vol. 3, No. 2, 16-20, 1993. (Isto diz respeito,
entre outras coisas as possibilidades de armazenamento de
sinais EM)
Diretriz E.
del, Elia V.:   O papel da água nos organismos vivos. Rede neural
Goernitz, Th.: Quanta são diferentes, Spektrum 2011
O cosmo criativo, Springer Spectrum 2013
Do quanta à consciência, 2016
Grossarth-   Treinamento de autonomia; "A doença como biografia",
Maticek, R.: Medicina preventiva sinergética, Springer 2008

Hager, E. D.: Oncologia complementar, Forum Medzin-Verlagsgesell-
schaft 1997

Hartenbach: A mentira sobre o colesterol, Weltbild-Verlag

Heim, B.: O processo elementar da vida, Resch Innsbruck 1994
Estruturas elementares da matéria. Resch Innsbruck 1985
O espaço cósmico da experiência humana, Resch 1995
Estados pós-mortais? A área televariante da integral
Estruturas mundiais, Resch-Verlag 1994
Descrição Unificada do Mundo Material, 1994

Hildebrandt: Ritmos Circadianos como Base para uma Terapêutica pedido
de tempo, ÄZN 8/87, 27º volume

Hauf, R.: Influência dos campos eletromagnéticos sobre os seres
humanos, etz-b, 28, 181-183, 1976

Heber, G.. Introdução à teoria do magnetismo, Wiss.Buchgesellschaft
Darmstadt 1983

IIeine, II.: Redução de radicais na substância básica através de
complexos polissacarídeo-ácido silícico-água"
Ärztezeitschrift für NHV 12/03, 897-902 Livro-texto de
Medicina Biológica" Hipócrates Editora 1991
Princípios superordenados de regulamentação do
extracellular matriz para profilaxia e regeneração", Schweiz.
Journal of Holistic Medicine 2/89,
Distúrbios – cron. doença – Envelhecimento, CO.med-
Edition 2009

Heiß,G.Edit.: Câncer...era freira, Perspectivas do século 21, Darmstadt,
Merz 2001

Hoffmann, M., Lobo, G., Staller, B.:
Potenciais Redox em alimentos e sua relevância para a
saúde na medicina ambiental. na edição nº 33 2/00

Hoffmann, M.: Qualidade de alimentos – qualidade de vida, uma visão
holística, Medicina Holística 1 (1987) 12
Teste de qualidade tridimensional na produção de vegetais
de campo, em Heilmann, H., Zimmer,U. (eds.): Alternativa

Conceito No.72 Karlsruhe 1990
Qualidade Alimentar e Saúde, Baeren & Fuss
Alimentos e nutrição de um ponto de vista eletroquímico,
CO.med 05/05

Karstaedt, U.: O ácido da vida, TAS-Verlag London

Karsten, H.: Terapia de Cor de Cheiro para o Psicossoma. Doenças

Kiene, H.: Medicina Complementar – Medicina Ortodoxa. Científica
Disputa científica no final do século XX", 2ª ed.1996

Koehler, B.: Ver página 148-150

Koenig, M.: The Primal Word, The Physics of God, Scorpio-Verlag

Kremer, H.: Medicina do câncer e AIDS, ZDN 2001

Krueger, W.: O olho da agulha para cor e argila, Atom-Harmonik Editora

Lamy, J. em: Organismo e argila, Schick, E.

Langreder,W: Da medicina biológica à biofísica, Editora Haug 1985

Laszlo, E.: Coerência no Cosmos e na Consciência, Via Nova 2003

Lipton, B.: Intelligent Cells, 3ª edição, KOHA-Verlag 2007

Ludwig, W.: Terapia de vibração. Naturheilpraxis 32, 1026-1030
Novos métodos de diagnóstico e terapia eletromagnética.
Bull. ASE/UCS 80, 928-932 (1979)
SIT- Terapia de Informação do Sistema, Spitta-Verlag 1994
Medicina Informativa, VGM-Verlag 1998
A teoria de campo quântico unificado estendido por
Burkhard Heim, Resch-Verlag1998

Luescher, M.: A Psicologia da Regulação das Cores, CD Didático
A lei da harmonia dentro de nós, Ullstein-Verlag Berlin
O Homem das 4 Cores, Ullstein-Verlag Berlin 2009

Lutz, W.: Vida sem pão, 16ª edição, Informed GmbH, 2007.

Meyl, K.: Incompatibilidade eletromagnética, Vol. 1+2, Indel-Verlag
Potencial vórtice, Volumes I e II, Indel-Verlag VS 1990

Mercola, J.: EMF, Campos Eletromagnéticos, Kopp-Verlag 2020

Muheim, J. T.: Sobre o papel universal das partículas elementares".
Rapport de la Réunion de printemps de la Société Suisse
des Physique 56, 925-928 (1983)

Mueller, G.:   viva vortex, Everything lives, BOD 2016.

Mutter, J.:   Saudável ao invés de cronicamente doente, fit fuers Leben
                      Não se deixe envenenar, Graefe & Unser Publishers

Ohlenschl.C.:   As interações entre a luz e as biomoléculas, EHK 5/91,

Pauli, W.:   O princípio geral da mecânica das ondas, Springer

Penrose, R: Shadow of the Spirit, Towards a New Physics of
                      Consciousness, Spektrum Akademischer Verlag. (1995)

Peseschkian: Psicoterapia Positiva; Acredite em Deus e amarre seu
                      camelo, Herder.

Pischinger, A: O sistema de regulamentação básica, Haug-Verlag 1989

Plichta, P.:   A cruz de número primo, Volumes 1-5 Quadropol
                      Publishing House 2000

Pokorný J.:   As vibrações coerentes de Froehlich em saudável e
                      cancerígenas células. Neural Network World Vol.19, No 4,

Pollack,G.H.:   A 4ª fase da água, VAK-Verlag

Popp, F. A.:   Biofotões. Editora de medicina, Verlag Dr. E. Fischer,
                      Bio-Informação Eletromagnética. Urban&Schwarzen-
                      berg editoria1989

Popp, F. A., Strauss,V.E.:
                      Aspectos Moleculares e Biofísicos da Malignidade. Praxis-
                      Verlag, Leer 1984

Presman,A.S.:   Campos Eletromagnéticos e Vida, Plenum Press 1970

Priebe, L.:   Vegetativum, Rhythm, Chaos. ÄZN 6/1989, 30ª ed.
                      Medicina e caos determinístico, EHK 1/90

Risi, A.:   Vocês são Seres de Luz, Editoras Gorinda.
                      O Caminho do Meio Radical, Kopp-Verlag 2009

Rosenberg: Solução de conflitos através de comunicação não violenta,
                      15ª edição, Herder 2012

Rubbia, C.:   Prêmio Nobel 1984 para a prova experimental do
                      quanta de interação que regem a estrutura da matéria,
                      que regem a estrutura da matéria.

Russel, W.:   Secret of Light, Genius-Verlag 2002.
                      Radioatividade, o princípio da morte da natureza, Gênio
                      A Divina Illiad, Genius-Verlag 2005

Schick, E.:   Organismo e tom, Hirschberger 1987
Schmidt/Peters: Microbiological Therapy, AMT 2004
Schole/Lutz: Doenças regulatórias, 2ª edição BoD-Verlag 2001
Schroedinger: O que é a vida?
Schumann,W: Sobre as oscilações naturais não-radiativas de uma esfera
                         condutora esfera rodeada por uma camada de ar e uma casca
                         de ionosfera. envelope ionosférico. Journal of Natural
                         pesquisa 7a, 149-154, 1954
Selby, J.:   Naturalmente Respirando, Saúde Holística através da
                         respiração... integração, Sphinx-Verlag Basel 1984
Selye, H.:   Introdução ao ensino de sistemas adaptativos, G. Thieme,
Sheldrake,R.:   The Creative Universe, Meyster-Verlag, 1983
                         A Presença do Passado, Livro do Tempo
                         A memória da natureza, Scherz 1990
Smith,C.W.:   Fenômenos eletromagnéticos em Living Biomedical
                         Systems, Proc.6, Conf. anual IEEE 1984
Spalinger, K.:   morte: feliz, Life without limited thinking, Hagal-Verlag
Temelie, B.:   Nutrição de acordo com os 5 elementos, Joy-Verlag
Trincher, K.:   Natureza e Espírito, Herder, Vienna 1981
                         As Leis da Termodinâmica Biológica, Urbana &
                         Schwarzenberg, Viena 1981
                         Água. Estrutura básica da vida e do pensamento Herder
                         Viena (1990)
Voeikov, V: Papel fundamental da água na bioenergética. In: Belousov L,
                         Voeikov V, Martynyuk V: Biofotônica. e sistemas coerentes
                         em biologia. Springer Verlag (07)
Warnke, U.:   O homem e a terceira força, Popular Academic Editora,
Wever, R.:   ELF-efects on human circadian rhythm, In: Persinger,
M.A.:   Efeitos dos campos eletromagnéticos ELF e VLF, Plenum
                         Press, 1980
Wilber, K.:   A visão holográfica do mundo, Scherz-Verlag
Worm, N.:   Foie gras humano, sistemaed-Verlag
                         A doença generalizada do fígado gorduroso, sistemaed-V.

Zabel, W.:   Nutrição e câncer, palestra no congresso da ZÄN
Zeiger, B.:   Information Medicine & Cosmology, www.bit-org.de
Zoech, W.:   Origem embrionária de carcinomas, palestra Med. Woche
                Baden-Baden 2015

Fontes de referência e de informação

www.bit-org.de   Associação Médica Internacional para Terapia de Informação Biofísica TIB e.V.

www.solumed.eu   Fonte de fornecimento de suplementos alimentares de alta qualidade KlinSiMag®, CurSiMag®, Glukosa-K2® (todos vegan), Neptune NKO™ Krill Oil e enzimas KaRazym

www.sdg-vertrieb.de Fonte de fornecimento do Equalizer EQ 103® e do novo dispositivo LYMPHO*DYN*® e alguns livros

Nota: ZMR 703, Vortex 705, NEC 708 e MRT 503 não são mais produzidos e estão disponíveis apenas em segunda mão.

www.apodil.de   Nosodes e preparação de órgãos

www.bod.de   Editora da maioria dos livros do autor mencionados.

Uma seleção de clínicas holístico-biológicas:

Klinik St. Georg, 83043 Bad Aibling, Rosenheimer Straße 6.
Tel. +49-8061 3980, Internet www.klinik-st-georg.de

Biomed Klinik 76887 Bad Bergzabern, Tischbergerstraße 5
Tel. +49-6343 7050, Internet www.biomedklinik.de

Klinik im Leben 07973 Greiz, Gartenweg 5-6
Tel. +49-3661 4438210, Internet www.klinik-imleben.de

Zabel, W.:   Nutrição e câncer, palestra no congresso da ZÄN

Zeiger, B.:   Information Medicine & Cosmology, www.bit-org.de

Zoech, W.:   Origem embrionária de carcinomas, palestra Med. Woche
                Baden-Baden 2015

Fontes de referência e de informação

www.bit-org.de — Associação Médica Internacional para Terapia de Informação Biofísica TIB e.V.

www.solumed.eu — Fonte de fornecimento de suplementos alimentares de alta qualidade KlinSiMag®, CurSiMag®, Glukosa-K2® (todos vegan), Neptune NKO™ Krill Oil e enzimas KaRazym

www.sdg-vertrieb.de — Fonte de fornecimento do Equalizer EQ 103® e do novo dispositivo LYMPHO*DYN*® e alguns livros

Nota: ZMR 703, Vortex 705, NEC 708 e MRT 503 não são mais produzidos e estão disponíveis apenas em segunda mão.

www.apodil.de — Nosodes e preparação de órgãos

www.bod.de — Editora da maioria dos livros do autor mencionados.

Uma seleção de clínicas holístico-biológicas:

Klinik St. Georg, 83043 Bad Aibling, Rosenheimer Straße 6.
Tel. +49-8061 3980, Internet www.klinik-st-georg.de

Biomed Klinik 76887 Bad Bergzabern, Tischbergerstraße 5
Tel. +49-6343 7050, Internet www.biomedklinik.de

Klinik im Leben 07973 Greiz, Gartenweg 5-6
Tel. +49-3661 4438210, Internet www.klinik-imleben.de

Zabel, W.:   Nutrição e câncer, palestra no congresso da ZÄN
Zeiger, B.:   Information Medicine & Cosmology, www.bit-org.de
Zoech, W.:   Origem embrionária de carcinomas, palestra Med. Woche
                Baden-Baden 2015

Fontes de referência e de informação

www.bit-org.de — Associação Médica Internacional para Terapia de Informação Biofísica TIB e.V.

www.solumed.eu — Fonte de fornecimento de suplementos alimentares de alta qualidade KlinSiMag®, CurSiMag®, Glukosa-K2® (todos vegan), Neptune NKO™ Krill Oil e enzimas KaRazym

www.sdg-vertrieb.de — Fonte de fornecimento do Equalizer EQ 103® e do novo dispositivo LYMPHO*DYN*® e alguns livros

Nota: ZMR 703, Vortex 705, NEC 708 e MRT 503 não são mais produzidos e estão disponíveis apenas em segunda mão.

www.apodil.de — Nosodes e preparação de órgãos

www.bod.de — Editora da maioria dos livros do autor mencionados.

Uma seleção de clínicas holístico-biológicas:

Klinik St. Georg, 83043 Bad Aibling, Rosenheimer Straße 6.
Tel. +49-8061 3980, Internet www.klinik-st-georg.de

Biomed Klinik 76887 Bad Bergzabern, Tischbergerstraße 5
Tel. +49-6343 7050, Internet www.biomedklinik.de

Klinik im Leben 07973 Greiz, Gartenweg 5-6
Tel. +49-3661 4438210, Internet www.klinik-imleben.de